Richtlijnen behandeling van voeten van personen met diabetes mellitus en van personen met een reumatische aandoening

Richtlijnen behandeling van voeten van personen met diabetes mellitus en van personen met een reumatische aandoening

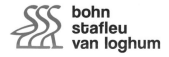
bohn
stafleu
van loghum

Houten 2018

Initiatief en realisatie: ProVoet (Brancheorganisatie voor de Pedicure)
Organisatie: ProVoet onder begeleiding van het CBO

Mandaterende verenigingen/instanties: ProVoet.

Financiering: deze herziene versie is tot stand gekomen met financiële steun van het Hoofdbedrijfschap Ambachten.

ISBN 978-90-368-2208-4

Richtlijnen voor de behandeling van voeten van personen met diabetes mellitus en personen met een
reumatische aandoening (herziene versie richtlijnen 2009).

Basisontwerp omslag: Studio Bassa, Culemborg
Automatische opmaak: Pre Press Media Groep, Zeist

Bohn Stafleu van Loghum
Waldmolen 1
Postbus 246
3990 GA Houten

www.bsl.nl

Voorwoord

In 2013 zijn in opdracht van ProVoet de *Richtlijn behandeling van voeten van personen met diabetes mellitus* en de *Richtlijn behandeling van voeten van personen met een reumatische aandoening* uit 2009 geëvalueerd. De evaluatie is uitgevoerd door een werkgroep onder leiding van ProVoet. De zorg aan mensen uit risicogroepen – en de voetzorg door de medisch pedicure als onderdeel daarvan – heeft zich sinds 2009 sterk ontwikkeld. De conclusie was dat herziening van een aantal aanbevelingen in de richtlijnen noodzakelijk was.

De herziene versie is opgesteld ter aanscherping van de richtlijnen uit 2009. De aanscherpingen betreffen zowel aanbevelingen over nog niet eerder beschreven onderwerpen, als herziene aanbevelingen uit de richtlijnen van 2009. Deze aanbevelingen geven antwoord op vragen uit het veld door gebruik te maken van zowel de wetenschappelijke bewijsvoering als ook de mening van experts. Tekstuele aanpassingen zijn aangescherpt en aanvullende notities opgenomen ten einde het begrippenkader duidelijk te houden en/of tegemoet te komen aan vragen uit het veld. Voor deze aanscherping is gebruikgemaakt van de expertmening.

De waardering gaat uit naar de werkgroep. Met deze herziening wordt een waardevolle bijdrage geleverd aan de verdere kwaliteit en inzichtelijkheid van de voetzorg voor mensen met deze aandoeningen.

Ron Verschuren
directeur ProVoet

Algemene inleiding

Doelstelling

De Richtlijn geeft een voor de praktijk hanteerbare leidraad met uitvoerbare adviezen voor de richtlijngebruikers ten aanzien van de voetbehandeling van personen met diabetes mellitus (DM) en personen met een reumatische aandoening. De conclusies en aanbevelingen zijn het resultaat van wetenschappelijk onderzoek en ervaring en aansluitende meningsvorming gericht op het expliciteren van goed handelen. De Richtlijn is geen statisch document: het is noodzakelijk om de vakkennis continu actueel te houden.

Richtlijngebruikers

De Richtlijn is bedoeld voor medisch pedicures en voor pedicures met een certificaat Voetverzorging bij Diabetici en/of Voetverzorging bij Reuma[1]. Deze pedicures beschikken over specifieke kennis en vaardigheden op het gebied van diabetes mellitus en reumatische aandoeningen en de gevolgen hiervan voor de voeten.

De werkgroep realiseert zich dat de Richtlijn op bepaalde vakinhoudelijke punten vernieuwend kan zijn voor de genoemde beroepsgroepen, in vergelijking met de heersende ideeën in de branche. De werkgroep is de mening toegedaan dat de medisch pedicure een zorgverlener is en daardoor wellicht grensverleggend werkt, hoewel altijd in samenspraak met de behandelend arts van de persoon in kwestie. De werkgroep vindt dat in deze zorgmarkt ook van belang.

De medisch pedicure

De medisch pedicure is opgeleid om specialistische behandelingen uit te voeren. Daarbij ligt de verantwoordelijkheid in het werk meer op de medisch technische kant van het beroep. Het takenpakket van de medisch pedicure bestaat uit:
1. het uitvoeren van een voetonderzoek en voetscreening;
2. het uitvoeren van basisbehandelingen:
   - de pedicurebehandeling;
3. het uitvoeren van specialistische behandelingen:
   - het behandelen van risicovoeten;
   - het geven van voorlichting en advies;
   - het toepassen van nagelreparatie- en nagelprothesetechnieken;
   - het toepassen van nagelbeugeltechnieken;
   - het toepassen van drukregulerende technieken;
   - het vervaardigen van orthesen;
4. het samenwerken met andere disciplines;
5. het leiden van een bedrijf.

---

1 Omwille van de leesbaarheid wordt in de rest van het document uitsluitend gesproken over de medisch pedicure.

Meer (achtergrond)informatie over de medisch pedicure is te vinden in het *Beroepscompeten-tieprofiel medisch pedicure.*

De positie van de medisch pedicure in de ketenzorg[2]

Door haar[3] opleiding is de medisch pedicure bekwaam en competent om risicovoeten te behandelen. In de diverse richtlijnen rond DM en reumatische aandoeningen is daarom ook een plaats voor de medisch pedicure. De diverse richtlijnen hebben tot doel om de zorg rond deze patiënten te optimaliseren, om zodoende complicaties te voorkomen of te vertragen en eventuele klachten te verminderen.

In de *NHG-Standaard Diabetes mellitus type 2*, tweede herziening 2006, wordt beschreven hoe diagnostiek, behandeling en begeleiding van volwassen patiënten met deze ziekte het beste kunnen plaatsvinden. Om dit te bereiken, is de behandeling onder meer gericht op inspectie van de voeten, voorlichting en educatie. De rol van de huisarts staat daarbij centraal. Deze stelt het beleid vast in samenspraak met de patiënt.

Aansluitend op deze en andere richtlijnen is de *Landelijke Eerstelijns Samenwerkingsafspraak (LESA) Diabetes mellitus type 2*, ontwikkeld door huisartsen en diverse paramedische beroepsgroepen die betrokken zijn bij de zorg aan patiënten met DM type 2. De LESA houdt daarbij rekening met verschillen in taken en verantwoordelijkheden, waarbij de taken van de huisarts in het kader van taakdelegatie en verwijzing soms door andere zorgverleners kunnen worden overgenomen. Leidend hierbij is het principe van bevoegdheid en vooral van bekwaamheid.

De voeten van personen met DM type 2 kunnen bijzonder kwetsbaar zijn ten gevolge van verlies van protectieve sensibiliteit, perifeer arterieel vaatlijden en *limited joint mobility*. Bij aanwezige of dreigende voetproblemen komt een persoon met DM in aanmerking voor begeleiding en behandeling. Uitgangspunt bij geïndiceerde voetzorg is een jaarlijks adequaat voetonderzoek. Bij dit jaarlijkse voetonderzoek behoren ook voorlichting en educatie over (de dagelijkse) zelfcontrole, voethygiëne en schoenadvisering. Naast de podotherapeut wordt hiervoor de pedicure met de specialisatie 'Voetverzorging bij diabetici' als wettelijk bevoegd en bekwaam genoemd (LESA DM type 2: voetnoot 24).

Dit geldt uiteraard ook voor het behandelen van risicovoeten door de medisch pedicure. Haar werkzaamheden omvatten immers de taken van de pedicure met de specialisatie 'Voetverzorging bij diabetici' en 'Voetverzorging bij reumapatiënten', waaraan nog toegevoegd zijn de behandeling van overige risicovoeten, zoals verwaarloosde voeten, voeten met (spastische) verlammingen, oudere voeten et cetera.

Samenwerking en afstemming tussen diverse disciplines is wenselijk, eventueel door de vorming van een multidisciplinair team. Werkafspraken tussen (huis)arts, medisch pedicure en

---

2   Het woord 'ketenzorg' dient gelezen te worden als 'zorg en/of ketenzorg'.
3   Waar in deze Richtlijn verwezen wordt naar de medisch pedicure met 'zij/haar' kan ook 'hij/zijn' gelezen worden.

podotherapeut bevorderen een goede zorg voor de diabetespatiënt gebaseerd op de bestaande richtlijnen, waarbij deze Richtlijn aanvullend is.

❓ Uitgangsvragen

De werkgroep heeft zich bij het ontwikkelen van de Richtlijn gericht op de volgende uitgangsvragen:

1. Wat moet er aan de anamnese toegevoegd worden indien er sprake is van een persoon met DM of een reumatische aandoening?
2. Wat is screening?
3. Wat is het doel van screening?
4. Hoe vaak moet er gescreend worden en in welke mate?
5. Wat moet er aan de behandeling toegevoegd worden indien er sprake is van een persoon met DM of een reumatische aandoening?
6. Welke voorwaarden zijn noodzakelijk om technieken te kunnen en mogen toepassen bij een persoon met DM of een reumatische aandoening? En welke technieken komen vervolgens in aanmerking?
7. Wat moet er aan de nazorg toegevoegd worden indien er sprake is van een persoon met DM of een reumatische aandoening?
8. Welke informatie over de invloed van schoenen (textielsoort, model, constructie, etc.) en sokken moet onderdeel zijn van het schoen- en sokadvies, ter bescherming van de voeten van een persoon met diabetes mellitus en/of een reumatische aandoening?
9. Wat is de effectiviteit van het gebruik van een huidthermometer ten opzichte van het handmatig meten van de temperatuur van de onderbenen en voeten van een persoon met diabetes mellitus en/of een reumatische aandoening ter opsporing van temperatuurverschillen tussen onderbenen en voeten?
10. Wat is de betrouwbaarheid van de doppler bij vaatonderzoek bij personen met diabetes mellitus en/of een reumatische aandoening ten opzichte van het handmatig inschatten van de doorstroming van bloed?
11. Heeft het werken met handschoenen ten opzichte van het werken zonder handschoenen bij personen met diabetes mellitus en/of een reumatische aandoening invloed op het resultaat van het voetonderzoek?
12. Wat is de beste materiaalkeuze bij het snijden en/of frezen van callus, ragaden en/of clavi bij personen diabetes mellitus en/of een reumatische aandoening?
13. Wat is het effect van paraffine en vaseline op de huidconditie (soepelheid, hydratatie, biofilm) van de voeten van een persoon met diabetes mellitus en/of een reumatische aandoening?
14. Wat is de meerwaarde van laser en PACT ten opzichte van gouden standaard (antimycotica) bij onychomycose op genezing bij personen met diabetes mellitus en/of een reumatische aandoening?
15. Wat is het risico op huidbeschadiging bij het gebruik van salicylzalf of ureum 20-40% op voeten van personen met diabetes mellitus en/of een reumatische aandoening?
16. Wat is de effectiviteit van een nagelbeugel op het reguleren van ingegroeide en ingroeiende nagels bij personen met diabetes mellitus en/of een reumatische aandoening?

Samenstelling werkgroep

- mw. I.M.A. Breedeveld, medisch pedicure
- mw. N.J.J.B. van Kooten, pedicure, podotherapeut
- mw. T. Mennen-van de Kerkhof, medisch pedicure
- mw. drs. M.A. van Putten, arts/docent opleiding podotherapie Fontys Paramedische Hoge-school
- mw. M.H.W. Ribbink, medisch pedicure
- mw. E. Wesselink, medisch pedicure

Begeleiding

- dhr. dr. J.F.B.M. Fiolet, directeur Patiënt & Zorg Maastricht UMC+ (voorzitter werkgroep)
- dhr. M.J.J. Dorleijn, MA, beleidsmedewerker kwaliteit ProVoet (projectleider)
- mw. dr. L.C. van der Es-Lambeek, senior adviseur CBO
- dhr. drs. H. van Veenendaal, senior adviseur CBO
- mw. drs. L. Lemmens, senior beleidsmedewerker ProVoet

Totstandkoming herziening

Aanleiding herziening

In 2009 zijn onder leiding van ProVoet de richtlijnen *Behandeling van voeten van personen met diabetes mellitus* en *Behandeling van personen met een reumatische aandoening* opgesteld. Bij de totstandkoming is bepaald dat het bestuur van ProVoet uiterlijk in 2013 bepaalt of deze richtlijnen nog actueel zijn. In 2013 heeft ProVoet zich hierover laten adviseren door de heer Van Zelm, consultant bij Q-consult. Zijn advies luidde dat een beperkte herziening van beide richtlijnen noodzakelijk is om de waarde van de richtlijnen te behouden. Het advies is gebaseerd op het belang dat zowel de beroepsgroep als de ketenpartners aan de richtlijnen geven in combinatie met de nieuwe ontwikkelingen op het gebied van wetenschappelijke inzichten en technieken, materiaal en apparatuur.

Doel herziening
Door herziening van de richtlijn kan de positie van de richtlijn gewaarborgd blijven tegen de minimaal noodzakelijke kosten.

Beoogde gebruikers van de richtlijn
De herziene richtlijn *Behandeling van voeten van personen met diabetes mellitus en personen met een reumatische aandoening* is opgesteld voor alle medisch pedicures die patiënten behandelen met diabetes mellitus en/of een reumatische aandoening.

Samenstelling werkgroep

Voor de herziening van de richtlijnen is in november 2013 een werkgroep ingesteld, bestaande uit vertegenwoordigers van alle relevante specialismen binnen het werkveld van de medisch pedicure (zie samenstelling van de werkgroep). Bij het samenstellen van de werkgroep is zo veel mogelijk rekening gehouden met de geografische spreiding van de werkgroepleden, alsmede variatie in ervaring in richtlijnontwikkeling. Alle werkgroepleden hebben de belangenverklaring ingevuld; deze liggen ter inzage bij ProVoet.

De werkgroep werd in het opstellen van de herziene versie begeleid door een technisch voorzitter, een projectleider van ProVoet en een adviseur van het CBO. Het CBO is medio 2017 opgeheven.

Werkwijze werkgroep

Gedurende een periode van ongeveer één jaar heeft de werkgroep gewerkt aan de herziene versie en zijn zij vijf keer bijeengekomen. Allereerst heeft de werkgroep bepaald welke onderdelen uit de richtlijn herzien moesten worden en welke nieuwe onderwerpen aandacht moeten krijgen in de herziene versie. Per onderwerp is bekeken of het formuleren van een uitgangsvraag nodig was. Daarnaast is bepaald of het zoeken naar relevante literatuur gewenst was of dat het formuleren van een expertmening van de werkgroep volstond.

Voor het richtlijndeel over de reumatische voet werd aan de start van het project gedacht aan werkbezoeken aan de reumaklinieken Reade en de Sint Maartenskliniek. Deze werkbezoeken hadden tot doel informatie over best practices te verzamelen, die dan beschreven konden worden. Gedurende het traject is hiervan afgezien omdat de voetzorg een klein onderdeel is van de zorg die deze partijen leveren aan patiënten. Zodoende was de verwachting dat dit niet tot informatie zou leiden op basis waarvan adviezen eventueel aangepast konden worden.

Wetenschappelijke onderbouwing

De aanbevelingen uit deze richtlijn zijn voor zo ver mogelijk gebaseerd op bewijs uit gepubliceerd wetenschappelijk onderzoek. Mevrouw M. van Putten heeft in mei 2014 op basis van geformuleerde uitgangsvragen een aantal searches uitgevoerd in Pubmed (zie bijlage 13).

Na selectie door de werkgroepleden bleven die artikelen over die als onderbouwing bij de verschillende conclusies in de richtlijn staan vermeld. De geselecteerde artikelen zijn vervolgens door een adviseur van het CBO beoordeeld op kwaliteit van het onderzoek en gegradeerd naar mate van bewijs. Hierbij is volgende indeling gebruikt (◘ tabel 1 en ◘ tabel 2).

◘ **Tabel 1** Indeling van methodologische kwaliteit van individuele studies

	interventie	diagnostisch accuratesse onderzoek	schade of bijwerkingen, etiologie, prognose*
A1	systematische review van ten minste twee onafhankelijk van elkaar uitgevoerde onderzoeken van A2-niveau		
A2	gerandomiseerd dubbelblind vergelijkend klinisch onderzoek van goede kwaliteit van voldoende omvang	onderzoek ten opzichte van een referentietest (een 'gouden standaard') met tevoren gedefinieerde afkapwaarden en onafhankelijke beoordeling van de resultaten van test en gouden standaard, betreffende een voldoende grote serie van opeenvolgende personen die allen de index- en referentietest hebben gehad	prospectief cohortonderzoek van voldoende omvang en follow-up, waarbij adequaat gecontroleerd is voor 'confounding' en selectieve follow-up voldoende is uitgesloten
B	vergelijkend onderzoek, maar niet met alle kenmerken als genoemd onder A2 (hieronder valt ook patiëntcontrole-onderzoek, cohort-onderzoek)	onderzoek ten opzichte van een referentietest, maar niet met alle kenmerken die onder A2 zijn genoemd	prospectief cohortonderzoek, maar niet met alle kenmerken als genoemd onder A2 of retrospectief cohort onderzoek of patiëntcontroleonderzoek
C	niet-vergelijkend onderzoek		
D	mening van deskundigen		

* Deze classificatie is alleen van toepassing in situaties waarin om ethische of andere redenen gecontroleerde trials niet mogelijk zijn. Zijn die wel mogelijk, dan geldt de classificatie voor interventies.

⬛ Tabel 2	Indeling van niveau van conclusies
niveau	conclusie gebaseerd op
1	onderzoek van niveau A1 of ten minste twee onafhankelijk van elkaar uitgevoerde onderzoeken van niveau A2, met consistent resultaat
2	1 onderzoek van niveau A2 of ten minste twee onafhankelijk van elkaar uitgevoerde onderzoeken van niveau B
3	1 onderzoek van niveau B of C
4	mening van deskundigen

Overwegingen en formuleren aanbevelingen

Voor het komen tot een aanbeveling zijn er naast het wetenschappelijk bewijs vaak nog andere aspecten van belang zoals patiëntenperspectief, beschikbaarheid van speciale technieken of expertise, organisatorische aspecten, maatschappelijke consequenties of kosten. Deze aspecten worden besproken in 'overige overwegingen'. Hierin wordt de conclusie op basis van de literatuur geplaatst in de context van de dagelijkse praktijk en vindt een afweging plaats van de voor- en nadelen van de verschillende beleidsopties. De uiteindelijk geformuleerde aanbeveling is het resultaat van het beschikbare bewijs in combinatie met deze overwegingen. Het opstellen van de richtlijn in dit format – waarbij wetenschappelijke conclusie en aanbeveling gescheiden worden weergegeven – heeft als doel de inzichtelijkheid en duidelijkheid van de richtlijn te verhogen. Omdat het vaak niet mogelijk is te 'wegen' of deze overige overwegingen meer bepalend zijn dan de wetenschappelijke conclusie voor het opstellen van de uiteindelijke aanbeveling, wordt aan de aanbevelingen geen zogenoemd 'niveau' toegekend. De werkgroepleden hebben de overwegingen per uitgangsvraag beschreven en zijn na consensus tot een aanbeveling gekomen.

Commentaar- en autorisatiefase

Voor de commentaarronde zijn in oktober 2014 negen organisaties gevraagd. Van de volgende organisaties hebben wij een reactie ontvangen:
- Beroepsorganisatie diabeteszorgverleners (EADV);
- Diabetesvereniging Nederland (DVN);
- Nederlandse Vereniging van Diabetes Podotherapeuten (NVvDP);
- Nederlandse Vereniging van Podotherapeuten (NVvP);
- Nederlandse Vereniging voor Reumatologie (NVR);
- Het Reumafonds;
- Verpleegkundigen & Verzorgenden Nederland (V&VN).

Hun reacties zijn bij consensus van de werkgroepleden verwerkt in de herziene versie van de richtlijnen.

Juridische betekenis van richtlijnen

Richtlijnen zijn geen wettelijke voorschriften, maar op 'evidence' gebaseerde inzichten en aanbevelingen waaraan zorgverleners moeten voldoen om kwalitatief goede zorg te verlenen. Aangezien deze aanbevelingen hoofdzakelijk gebaseerd zijn op de 'gemiddelde patiënt', kunnen zorgverleners op basis van hun professionele autonomie zonodig afwijken van de richtlijn. Afwijken van richtlijnen is, als de situatie van de persoon dat vereist, zelfs noodzakelijk. Wanneer van de richtlijn wordt afgeweken, dient dit beargumenteerd en gedocumenteerd te worden. Men dient zich te realiseren dat wetenschappelijk onderzoek over het algemeen plaatsvindt bij streng geselecteerde patiëntenpopulaties, waardoor de generaliseerbaarheid van de resultaten van dit onderzoek in de praktijk soms beperkt is.

Herziening

Uiterlijk in 2021 wordt door ProVoet bepaald of de richtlijnen nog actueel zijn. Zo nodig wordt een nieuwe werkgroep geïnstalleerd om de richtlijn te herzien. De geldigheid van de richtlijn komt eerder te vervallen als nieuwe ontwikkelingen aanleiding zijn een herzieningstraject te starten.

Overzicht van de belangrijkste herzieningen

Nieuwe uitgangsvragen

1. Welke informatie over de invloed van schoenen (textielsoort, model, constructie, etc.) en sokken moet onderdeel zijn van het schoen- en sokadvies, ter bescherming van de voet van een persoon met diabetes mellitus en/of een reumatische aandoening?
2. Wat is de effectiviteit van het gebruik van een huidthermometer ten opzichte van het handmatig meten van de temperatuur van de onderbenen en voeten van een persoon met diabetes mellitus en/of een reumatische aandoening ter opsporing van temperatuurverschillen tussen onderbenen en voeten?
3. Wat is de betrouwbaarheid van de doppler bij vaatonderzoek bij personen met diabetes mellitus en/of een reumatische aandoening ten opzichte van het handmatig inschatten van de doorstroming van bloed?
4. Heeft het werken met handschoenen ten opzichte van het werken zonder handschoenen bij personen met diabetes mellitus of een reumatische aandoening invloed op het resultaat van het voetonderzoek?
5. Wat is de beste materiaalkeuze bij het snijden en/of frezen van callus, ragaden en/of clavi bij personen diabetes mellitus en/of een reumatische aandoening?
6. Wat is het effect van paraffine en vaseline op de huidconditie (soepelheid, hydratatie, biofilm) van de voeten van een persoon met diabetes mellitus en/of een reumatische aandoening?
7. Wat is de meerwaarde van laser en PACT ten opzichte van gouden standaard (antimycotica) bij onychomycose op genezing bij personen met diabetes mellitus of een reumatische aandoening?
8. Wat is het risico op huidbeschadiging bij het gebruik van salicylzalf of ureum 20-40% op voeten van personen met diabetes mellitus of een reumatische aandoening?

9. Wat is de effectiviteit van een nagelbeugel op het reguleren van ingegroeide en ingroeiende nagels bij personen met diabetes mellitus of een reumatische aandoening?

Nieuwe/aangepaste aanbevelingen t.o.v. versie 2009

Hoofdstuk 3: Anamnese, onderzoek en screening

1	Nieuw De persoon met diabetes mellitus en/of een reumatische aandoening wordt geadviseerd witte, of ten minste licht gekleurde, naadloze sokken te dragen met bij voorkeur polstering van de onderkant van de sok.	DV	RV
2	Nieuw De persoon met diabetes mellitus en/of een reumatische aandoening met ortho-pedisch schoeisel wordt geadviseerd het schoeisel bij voorkeur continu te dragen gedurende de dag en anders tijdens minimaal 80% van de stappen die gedaan worden op een dag.	DV	RV
3	Nieuw Het gebruik van palpatie tijdens het vaatonderzoek van de voet bij een persoon met diabetes mellitus en/of een reumatische aandoening heeft de eerste voorkeur.	DV	RV
4	Nieuw Indien de arterie(ën) met palpatie niet goed voelbaar zijn dan wordt geadviseerd de patiënt te verwijzen naar de huisarts voor aanvullend onderzoek of de medisch pedicure gebruikt de doppler indien zij daarvoor is toegerust.	DV	RV
5	Nieuw Het gebruik van de infrarood huidthermometer om temperatuurverschillen vast te stellen heeft door haar objectiviteit de voorkeur boven handmatige palpatie van de temperatuur van de voet.	DV	RV
6	Nieuw Het eenmalig dragen van de juiste maat, dunne disposable onderzoekshand-schoenen tijdens het voetonderzoek wordt geadviseerd.	DV	RV

Hoofdstuk 4: Behandeling

7	Aanpassing 3.3 Het advies is om terughoudend te zijn in het gebruik van een mechanisch hulp-middel bij het snijden van eelt bij personen met diabetes mellitus en/of een reumatische aandoening.	DV	RV
8	Aanpassing 3.7 Crèmes met uitsluitend de bestanddelen paraffine en vaseline zijn niet geschikt voor toepassing op de huid van personen met diabetes mellitus en/of een reuma-tische aandoening.	DV	RV

		DV	RV
9	Nieuw Het advies is om terughoudende te zijn in het gebruik van PACT bij onychomycose bij personen met diabetes mellitus en/of een reumatische aandoening. Het is de medisch pedicure niet toegestaan in haar praktijk zelfstandig laser-behandeling toe te passen, tenzij sprake is van een zogenaamde verlengde arm constructie.	DV	RV
10	Nieuw Het advies is om terughoudend te zijn in het gebruik van ureum 20-40% op voeten van personen met diabetes mellitus en/of een reumatische aandoening.	DV	RV
11	Nieuw Het gebruik van salicylzalf op voeten van personen met diabetes mellitus en/of een reumatische aandoening wordt afgeraden.	DV	RV

Hoofdstuk 5: Specialistische technieken

		DV	RV
12	Aanpassing 4.1 Voor het reguleren van zowel een pseudo unguis incarnatus als een unguis incarnatus bij personen met diabetes mellitus en/of een reumatische aandoening start de behandeling met het schoonhouden van de nagelomgeving. Indien het reinigen van de nagelomgeving niet het gewenste resultaat voor het reguleren van de pseudo unguis incarnatus geeft, wordt geadviseerd terughoudend te zijn in het gebruik van de nagelbeugel. Bij een unguis incarnatus mag alleen een nagelbeugel worden toegepast, na verwijzing door de huisarts.	DV	RV

Hoofdstuk 6: Nazorg: preventie, educatie, emotionele aspecten en organisatie van zorg

		DV	RV
16	Nieuw Bij het dragen van therapeutisch elastische kousen door personen met diabetes mellitus en/of een reumatische aandoening wordt de medisch pedicure geadviseerd om bij signalering van drukplekken contact op te nemen met de behandelende discipline.	DV	RV
13	Aanpassing 5.4.2 Het wordt aanbevolen om bij personen met diabetes mellitus en/of een reumatische aandoening de behandelfrequentie per cliënt te beoordelen.	DV	RV
14	Aanpassing 5.4.3 Het gehele consult dient nauwkeurig te worden bijgehouden (wettelijke verplichting). Een behandelverslag is gebaseerd op anamnese, voetonderzoek, screening, behandeling, educatie, evaluatie, adviezen en conclusie. Het verslag dient gezien te worden als een persoonlijk cliënten dossier (zie Code van het Voetverzorgingsbedrijf).	DV	RV
15	Nieuw De medisch pedicure stimuleert de patiënt tot zelfmanagement waarbij zij gebruik maakt van duidelijke communicatie in woord en schrift. Hierbij wordt het takenpakket van de medisch pedicure en de rol van de patiënt in de eigen voetzorg besproken.	DV	RV

Begrippenkader

Om duidelijkheid te scheppen worden enkele begrippen uit de richtlijnen hier toegelicht, te weten: contra-indicatie, absolute contra-indicatie, belastend risico en absoluut belastend risico.

— Een belastend risico is gelijk aan een contra-indicatie, ook wel relatieve contra-indicatie genoemd en moet worden gelezen als: omstandigheden die een reden vormen om een behandeling of onderzoek niet uit te voeren/voort te zetten. De handeling moet dan worden ontraden of kan plaatsvinden na verwijzing door de behandelend arts.

— Een absoluut belastend risico is gelijk aan een absolute contra-indicatie: hiervan is sprake als de omstandigheden van dusdanige aard zijn, dat de behandeling beslist niet mag worden toegepast.

— De term drukregulering is synoniem aan drukverlaging. Het gebruik van de term drukregulering verdient de voorkeur, beide begrippen zijn vormen van offloading.

Inhoud

Richtlijn behandeling van voeten van personen met diabetes mellitus

1

Aandachtspunten voor de preventie en voetbehandeling van de diabetische voet door de medisch pedicure

1.1   Verwijzing

De behandeling van een *risicovoet* door de medisch pedicure kan plaatsvinden zonder verwijzing. De behandeling van een *diabetische voet* door de medisch pedicure vindt alleen plaats na verwijzing door de behandelend arts. Een verwijzing is noodzakelijk bij de behandeling van een voet met de volgende belastende risico's:

- verlies protectieve sensibiliteit;
- perifeer arterieel vaatlijden;
- een ulcus;
- necrotisch weefsel;
- ontstekingsverschijnselen;
- grote open kloven;
- paronychia;
- een unguis incarnatus;
- een recent ontstaan subunguïnaal hematoom.

Risicovoet

Een risicovoet is een voet die ten gevolge van

- een onderliggende aandoening/ziekte;
- wondgenezingsproblematiek;
- bloedstollingsstoornis;
- verstoorde immuniteit

een risico heeft op gevoelsstoornissen en/of complicaties van de huid, nagels en stand van de voeten.

1.2   De diabetische voet

Onder een 'diabetische voet' wordt verstaan: een verscheidenheid aan voetafwijkingen die ontstaan ten gevolge van verlies protectieve sensibiliteit, vaatafwijkingen, limited joint mobility en andere gevolgen van metabole stoornissen, die meestal in combinatie voorkomen bij patiënten met diabetes mellitus (Sims 1 en hoger) (zie Richtlijn Diabetische voet, NIV). Van alle personen met diabetes mellitus krijgt ongeveer 1 op de 4 te maken met een voetprobleem. Van deze groep krijgt ongeveer 15% te maken met een voetulcus[1]. Een ulcus wordt gedefinieerd als een onderbreking van de huid die niet binnen één week geneest en ook geen genezingstendens vertoont.

Van alle personen met diabetes mellitus met een voetulcus ondergaat in Nederland ongeveer 4% een amputatie. Dit betekent zo'n 2.500 amputaties per jaar. Veel personen met diabetes mellitus – de literatuur spreekt van 60-70% – hebben recidiverende ulcera. In deze groep leidt dat in 50-70% van de gevallen tot amputatie, variërend van een amputatie van een teen tot een bovenbeenamputatie. Het voorkómen dat de huid kapot gaat en dat er een ulcus ontstaat heeft dan ook de grootste prioriteit voor de voeten van personen met diabetes mellitus.

---

1   NIV, Richtlijn Diabetische voet. Utrecht: NIV; 2006

1.3 Anamnese

Vraag altijd naar de volgende risicofactoren:
- veranderd gevoel in de voeten;
- een (doorgemaakt) ulcus;
- amputatie(s);
- achteruitgang van het gezichtsvermogen;
- pijn in de kuiten bij het lopen ('etalagebenen');
- economische status (kansarm);
- levenssituatie (alleenwonend).

1.4 Onderzoek naar risicofactoren

Tussen vierkante haken […] staan de gewenste behandelaren. Indien verwijzing noodzakelijk is verwijst de medisch pedicure altijd eerst naar de behandelend arts.
  Onderzoek:
- inspectie van:
  - voetvormafwijkingen zoals holle of platte voet, klauw- of hamertenen, te constateren bij inspectie en/of met dynamische blauwdruk [bij intacte huid en bescherming: medisch pedicure; bij ulcera en/of correctie: podotherapeut];
  - eelt [medisch pedicure; alleen bij verdenking van ulcus onder het eelt: podotherapeut];
  - drukplekken (roodheid, blaren), te constateren door inspectie en/of dynamische blauwdruk [drukvrij leggen: medisch pedicure; correctie: podotherapeut];
  - wond(jes)/ulcus [wondbehandeling door huisarts, podotherapeut en medisch pedicure in een diabetesvoetenteam of in een zogenoemde 'verlengde arm-constructie'].
- palpatie van:
  - temperatuurverschil tussen beide voeten en onderbenen [advies: verwijzing huisarts/behandelend arts];
  - afwezigheid van voelbare hartslag op voetrug (=arteria dorsalis pedis en/of achter de binnenenkel (=arteria tibialis posterior) [advies: verwijzing huisarts/behandelend arts];
  - stijfheid van gewrichten of limited joint mobility [medisch pedicure, correctie: podotherapeut].
- verminderd gevoel testen met behulp van 10 g monofilament en 128 Hz stemvork [medisch pedicure, podotherapeut];
- schoeninspectie en -beoordeling op pasvorm, stevigheid, lengte, hoogte, breedte, oneffenheden en slijtage [medisch pedicure].

1.5 De Sims classificatie

Het onderzoek van de voet leidt tot een risico-inventarisatie volgens de gemodificeerde Sims classificatie. ◻ Tabel 1.1 toont deze classificatie, zoals deze ook in de ZorgModule 2014 is opgenomen.[2]
  Het risico op een ulcus wordt vertaald naar een klasse lopend van Sims klasse 0 (geen verhoogd risico), naar Sims klasse 3 (zeer hoog risico op ulceratie). Een matig risico is het bestaan

Classificatie	Risicoprofiel
☐ Tabel 1.1 Gemodificeerde Sims classificatie	
Sims 0	– geen verlies PS* – geen aanwijzingen PAV**
Sims 1	– verlies PS of aanwijzingen voor PAV, zonder tekenen van lokaal verhoogde druk
Sims 2	– verlies PS in combinatie met aanwijzingen voor PAV en/of tekenen van lokaal verhoogde druk. – aanwijzingen voor PAV in combinatie met lokaal verhoogde druk
Sims 3	– amputatie in anamnese – doorgemaakt ulcus – inactieve Charcot – eindstadium nierfalen (eGfr < 15 ml/min) of nierfunctie vervangende therapie (dialyse)

* PS = protectieve (beschermende) sensibiliteit
** PAV = perifeer arterieel vaatlijden

van verlies protectieve sensibiliteit (Sims klasse 1), terwijl de combinatie van beide, eventueel met tekenen van lokaal verhoogde druk, een hoog risico betekent (Sims klasse 2). Het hoogste risico op een ulcus hebben de personen met diabetes mellitus met een ulcus of amputatie in de anamnese (Sims klasse 3). Ook na genezing van een ulcus blijft een persoon met diabetes mellitus in deze Sims klasse 3 en dient extra aandacht te krijgen bij de controle in verband met het hoge aantal recidief ulcera bij personen met diabetes mellitus.

Voor alle personen met diabetes mellitus geldt dat de voeten minimaal één keer per jaar gezien worden ter controle. Tijdens dit voetonderzoek wordt de Sims classificatie vastgesteld. In aanvulling hierop vindt bij personen met een verhoogd risico (Sims klasse 1 en hoger), gericht voetonderzoek plaats.

1.6   Voetbehandeling door de medisch pedicure

De behandeling door de medisch pedicure bestaat uit:
- adequate voet- en huidverzorging:
  - attentie voor de behandeling van schimmelnagels (eventueel overleg met de huisarts);
  - voorkom uitdroging van de huid en adviseer cliënten hierin.
- adequaat schoenadvies;
- voorlichting en adviezen;
- de cliënt verwijzen naar de huisarts/behandelend arts in geval van:
  - gewenste behandeling door de podotherapeut;
  - (twijfel over) een (dreigend) wondje;
  - een niet-genezend wondje dat langer dan één week bestaat;
  - (twijfel over)de status van de voet en het risico daarvan:
    - is er sprake van vaatlijden: Charcotvoet, infectie?

1.7 Toepassen van specialistische technieken door de medisch pedicure

Pas specialistische technieken alleen toe ter preventie van ulcera en wanneer *geen* sprake is van:
- verlies protectieve sensibiliteit;
- perifeer arterieel vaatlijden (PAV);
- wondjes;
- ulcus;
- ontstekingsverschijnselen;
- atrofische huid;
- schimmelinfecties aan huid en/of nagels;
- eczeem;
- visusstoornissen;
- beperkte beweeglijkheid van de gewrichten;
- obesitas waardoor men zelf niet meer voldoende zicht op de voeten heeft of er onvoldoende bij kan komen;
- slechte sociale omstandigheden;
- (beginnende) dementie;
- gebrek aan motivatie.

De specialistische technieken dan uitsluitend toepassen na verzoek tot behandeling van de verwijzend arts.

1.8 Aandachtspunten bij het geven van voorlichting en adviezen

1. Inventariseer bij de cliënt:
   - mogelijke vragen;
   - eerdere voetproblemen;
   - kennis van symptomen van de diabetische voet en (dreigende) ulcera;
   - kennis van de eigen voetverzorging;
   - de motivatie om de voeten goed te verzorgen en om adequaat schoeisel te kopen én te dragen;
   - mogelijke barrières (fysieke problemen, psychologische factoren, omgevingsfactoren).
2. Bespreek:
   - het doel en plan van voorlichting.
3. Besteed aandacht aan:
   - voetinspectie en hoe te handelen bij afwijkende bevindingen (roodheid, zwelling, wondje);
   - schoenen: de kenmerken van goed schoeisel; dagelijkse inspectie van de binnenzijde van de schoenen; waar en wanneer koopt men goede schoenen; eventueel beoordelen van nieuwe schoenen door de medisch pedicure;
   - het wassen en drogen van de voeten;
   - het waarom van geen voetbaden;
   - het juist knippen van de nagels;
   - de eeltbehandeling (nooit zelf likdoorns verwijderen, geen likdoornpleisters);
   - sokken en panty's zonder naden (eventueel binnenstebuiten dragen);

- het niet-gebruiken van gaasjes, watten, verband of likdoornringen ter bescherming van de voeten.
4. Evalueer regelmatig:
    - vraag bij ieder consult in hoeverre de afgesproken regels nageleefd worden. Laat daarbij telkens één à twee onderwerpen aan bod komen en vernieuw daarmee de kennis van de cliënt over deze onderwerpen.

Vakinhoudelijke inleiding

2.1   Inleiding

Dit hoofdstuk is bedoeld om achtergrondkennis te geven over de ziekte diabetes mellitus (DM) in relatie tot het werkgebied van de medisch pedicure.

2.2   Diabetes mellitus

Doorstroming honingzoet is de letterlijke betekenis van de Latijnse benaming. DM is een stofwisselingsziekte ten gevolge van te weinig of geen aanmaak van insuline en/of resistentie voor insuline in het lichaam. Hierdoor ontstaat een stoornis in de stofwisseling van de koolhydraten, eiwitten en vetten. Het belangrijkste kenmerk hierbij is het te hoge glucosegehalte in het bloed. Ook kan het HbA_{1c} verhoogd zijn. Het glucosegehalte in het bloed geeft de actuele glucosewaarde in het bloed aan. HbA_{1c} is een versuikerd eiwit en is een aanduiding voor de gemiddelde glucosewaarde in het bloed gedurende de laatste zes tot acht weken.

Globaal gezien zijn er twee typen bij DM:

- DM type 1: geen eigen insulineproductie;
- DM type 2: de geproduceerde insuline is onvoldoende effectief ten gevolge van: a) te weinig aanmaak; b) insulineresistentie.

2.3   Risico-indicatoren voor het ontstaan van DM

Risico-indicatoren voor het ontstaan van DM zijn[1]:

- roken;
- bij > 45 jaar:
  - een BMI $\geq$ 27 kg/m^2;
  - DM type 2 bij ouders, broers of zussen;
  - hypertensie (systolische bloeddruk > 140 mmHg of behandeling voor hypertensie);
  - dislipidemie (HDL-cholesterol $\leq$ 0,90 mmol/l, triglyceriden > 2,8 mmol/l);
  - (verhoogd risico op) hart- en vaatziekten (zie de NHG-Standaard CVRM);
  - van Turkse, Marokkaanse of Surinaamse afkomst; van Hindoestaanse afkomst > 35 jaar.
- zwangerschapsdiabetes,

2.4   Symptomen in het begin van de ziekte

Symptomen die zich in het begin van de ziekte manifesteren zijn:

- veel plassen, dorst, veel drinken;
- vermagering (bij DM type 1);
- jeuk (bij vrouwen vooral aan de vulva, bij mannen aan de voorhuid);
- moeheid;
- droge mond;
- tijdelijke visusklachten.

---

1   NHG-standaard 2013; Rutten et al 2013.

Soms ontstaat DM (met name type 2) min of meer geruisloos en aanvankelijk zonder opvallende klachten. Dat kan bijvoorbeeld betekenen dat complicaties ten gevolge van DM, zoals verlies protectieve sensibiliteit en vaatlijden, al zijn opgetreden voordat de diagnose DM is gesteld.

2.5 Behandeling

De behandeling van de ziekte DM is altijd een onderdeel van de totale behandeling van de aanwezige risicofactoren voor hart-vaatlijden bij een persoon met DM. De behandeling van DM bestaat uit:

Stap 1: zonder medicatie:
- voldoende bewegen, voedings- en leefstijladviezen; doel hierbij is dat de calorie-inname past bij een goed bewegingspatroon en het juiste lichaamsgewicht;
- Indien geen goed resultaat: ook stap 2.

Stap 2: (altijd samen met stap 1):
- tabletten, injectie van GLP- 1 en/of insuline om het glucosegehalte te reguleren. De tabletten worden orale bloedglucoseverlagende middelen genoemd. Ze worden ingenomen vlak vóór of tijdens de maaltijd. In de praktijk is dat meestal eenmaal per dag vlak voor het ontbijt. GLP-1 is medicatie die wordt toegediend door middel van injectie. Het betreft hier geen insuline, maar een GLP-1 analoog. Wat betreft de insuline: er zijn een aantal insulineprepa- raten op de markt met onderling verschillende werking. We onderscheiden kortwerkende, middellang werkende en langwerkende preparaten of een mengsel van kort- en middellang- werkende preparaten en een mengsel van middellang- en langwerkende preparaten. De insuline wordt afgeleverd in vloeibare vorm. De toediening vindt plaats onder de huid met een voorgevulde pen met naald of soms door middel van een pomp die een continue insu- line-infusie geeft.

Bij langer bestaande DM 2 kan, en bij DM 1 *moet*, er altijd een afstemming zijn tussen de inname van koolhydraten per eetmoment en de glucoseverlagende medicatie, met name insuline.

2.6 Hypo en hyper

Een gestoorde glucoseregulatie kan leiden tot twee uitersten:
- een te laag glucosegehalte in het bloed; deze afwijking noemt men hypoglykemie of hypo. Kenmerken ervan zijn: hartkloppingen, zweten, onrust, tremoren, dubbelzien, hoofdpijn, verwardheid, verlaagd bewustzijn, insulten en coma.
- een te hoog glucosegehalte in het bloed; deze afwijking noemt men hyperglykemie of hyper. Kenmerken hiervan zijn: moeheid, sufheid, stemmingswisselingen, zwakte, anorexie, bra- ken, acetongeur in de uitgeademde lucht, uitdroging en coma.

Bij een hypo kan de persoon agressief en onredelijk worden. Het is goed dat behandelaars hiervan op de hoogte zijn en het zich niet persoonlijk aantrekken, maar adequate maatregelen nemen zoals het verstrekken van suikerhoudende drank.

◘ Tabel 2.1.1 Microangiopathie

orgaan	functieverlies
ogen	netvliesaantasting (retinopathie) en grijze staar
nieren	stoornis in de nierfiltratie (nefropathie)
hart	angina pectoris of hartinfarct
zenuwen	verlies protectieve sensibiliteit
hersenen	cerebrovasculair incident (CVA)
benen + voeten	claudicatio intermittens
huid	– overmatige eeltvorming – ulcera
gewrichten	limited joint mobility

2.7   Risicofactoren voor hart- en vaatziekten

DM is een risicofactor bij het ontstaan van hart- en vaatziekten. Gelijktijdig met de behandeling van DM moeten – voor zover aanwezig – ook de andere risicofactoren voor hart- en vaatziekten behandeld worden. Deze risicofactoren zijn:

- roken;
- hypertensie;
- overgewicht;
- te hoog cholesterolgehalte en/of ongunstige vetsamenstelling in het bloed;
- bewegingsarmoede;
- verkeerd voedingspatroon.

Verder zijn leeftijd en mannelijk geslacht ook risicofactoren voor hart- en vaatziekten.

2.8   Late complicaties bij DM

De late complicaties bij DM zijn dat de bloedvaten worden aangetast; het gevolg is macro- en microangiopathie, waardoor functieverlies op in vele organen treedt, zie ◘ tabel 2.1:

DM is een wereldwijd probleem: op dit moment lijden er ruim 250 miljoen mensen aan. Voetcomplicaties zijn de ernstigste en ook meest kostbare complicaties van diabetes mellitus: elke 30 seconden gaat er een (deel van een) voet of been verloren ten gevolge van DM.

Nog enkele feiten met betrekking tot complicaties:

- Meer dan 70% van alle onderste extremiteitamputaties wordt uitgevoerd bij diabetespatiënten.
- Meer dan 70% van alle diabetespatiënten die een amputatie hebben ondergaan, overlijdt binnen vijf jaar na die amputatie.

- Meer dan 85% van alle amputaties aan de onderste extremiteit wordt voorafgegaan door een ulcus[2].

De kosten van de behandeling van de diabetische voet met een ulcus zijn hoog: in de Westerse landen krijgt ongeveer 4% van alle diabetespatiënten een ulcus, hetgeen 12-15% van het gehele gezondheidszorgbudget beslaat. Daarmee is de diabetische voet de duurste complicatie van diabetes. Goede voetzorg, screenen op risicofactoren en educatie gericht op preventie zijn eenvoudige maatregelen die het aantal voetproblemen bij diabetes patiënten kunnen verminderen.

2.9 Oorzaken van voetproblemen bij personen met diabetes

De belangrijkste oorzaken van een diabetische voet zijn te onderscheiden in:
1. perifere polyneuropathie;
2. perifeer arterieel vaatlijden (PAV);
3. beperkte gewrichtsbeweeglijkheid of limited joint mobility.

Perifere polyneuropathie

Neuropathie is een nog onbegrepen complicatie van diabetes mellitus. In deze richtlijnen wordt alleen gesproken over *perifere* polyneuropathie (aantasting van meerdere zenuwen in armen en benen of voeten). De impact van perifere polyneuropathie is zeer groot. Deze ontstaat na 10-15 jaar leven met te hoge of sterk wisselende bloedsuikerwaarden. Een goede bloedglucoseregulatie werkt positief: personen met een goede bloedglucosewaarde krijgen minder vaak neuropathie. Helaas is het niet zo dat een goede bloedglucosewaarde garandeert dat er geen neuropathie en geen voetproblemen ontstaan: ook personen met diabetes mellitus die heel goed ingesteld zijn, krijgen soms te maken met deze vervelende complicatie.

Ten gevolge van neuropathie kunnen de volgende risicofactoren voor het ontstaan van een ulcus zich openbaren:
- *Sensibele neuropathie.* De voet wordt ongevoelig, waardoor het waarschuwingssignaal dat er iets mis is, wegvalt. Dit wordt ook wel het beschermende gevoel of de protectieve sensibiliteit genoemd. Bij een patiënt met een geconstateerd verlies van het beschermende gevoel is het schoenadvies, naast algemene voorlichting over voetproblemen bij diabetes mellitus en voetverzorging, de beste maatregel ter voorkoming van een laesie van de huid. Een klein percentage personen met diabetes mellitus ontwikkelt ernstige pijn in plaats van ongevoeligheid. Dit wordt neuropathische pijn genoemd.
- *Motorische neuropathie.* De vorm van de voet kan veranderen door uitval van de kleine voetspieren en doorgemaakte ulcera en ontstekingen als gevolg van motorische neuropathie. De belastbaarheid van de voet neemt af en de voet wordt kwetsbaarder, met name de voetzool en aan die zijden van de voet waar de schoen de voet omsluit. De (bio)mechanische stress op de voet neemt toe.
- *Autonome neuropathie.* Deze vorm van neuropathie geeft een afname van de zweetsecretie en veroorzaakt naast een droge en kwetsbare huid, ook doorbloedingproblemen. Door het falen van de arterioveneuze shunting in de huid, neemt daar de doorbloeding toe, terwijl de

2 International Working Group on the Diabetic Foot/Consultative Section of IDF (2011), International Consensus on the Diabetic Foot; 2011.

toegenomen oppervlakkige bloedstroom tevens de botstukken kan aantasten. Het gevolg hiervan kan zijn: het instorten van voetgewrichten en het afbrokkelen van de botstukken in de voet. Er ontstaat dan een volkomen a-functionele voet met uitstulpingen, die zeer kwetsbaar is: een Charcotvoet. Charcotvoet komt voor bij 0,1% van alle personen met diabetes mellitus met neuropathie en heeft zeer ernstige consequenties voor de voetvorm en een sterk verhoogd risico op een ulcus.

Neuropathie is in de meeste gevallen niet te voorkomen, maar mechanische stress wel. Goede voetzorg, waarbij eelt deskundig verwijderd wordt, de nagels goed geknipt worden en de huid in goede conditie wordt gehouden, voorkomt een groot deel van de mechanische stress.

Perifeer arterieel vaatlijden

Perifeer arterieel vaatlijden (PAV) bestaat uit het dichtslibben van de slagaderen (atherosclerose) of het ontstaan van vettige ophopingen (plaques) in de benen. Het wordt ook wel macroangiopathie genoemd en geeft een verminderde doorbloeding van de voeten. Dit maakt de huid extra kwetsbaar voor mechanische stress. De dunner wordende huid gaat onder invloed van druk en wrijving (in veel gevallen door niet goed passende schoenen) kapot en er kan een ulcus ontstaan.

Limited joint mobility

Door de afname van beweeglijkheid in de gewrichten vermindert de flexibiliteit van de voet. Mede hierdoor kan de druk op de voet bij het afwikkelen groter worden, met name bij een nog redelijk normaal gangpatroon. Uit onderzoek blijkt dat het vooral de combinatie is van een verlies aan protectieve sensibiliteit en/of perifeer arterieel vaatlijden in combinatie met stijve gewrichten (= limited joint mobility) en mechanische stress (druk en wrijving op de huid), dat een voetulcus veroorzaakt.

2.10   Gevolgen voor de voet bij het bestaan van risicofactoren

Als gevolg van bestaande risicofactoren kunnen de volgende voetproblemen ontstaan:
- *Overmatige eeltvorming.* Dit is een uiting van overmatige mechanische stress. Een teveel aan eelt dient altijd te worden verwijderd, omdat eelt op zichzelf al een oorzaak is van verhoging van de plantaire druk. Onder het eelt kunnen blaren ontstaan, wat uiteindelijk vaak leidt tot ulcera.
- *Klauwtenen en een holvoet.* Ten gevolge van de motorische neuropathie, waarbij de kleine voetspieren uitvallen, krijgen de lange onderbeenspieren de overhand, met als gevolg het in een klauwstand 'trekken' van de tenen. Door deze overheersing van onderbeenspieren wordt de voet tevens in een holle stand getrokken. In beide gevallen neemt de mechanische stress en dus het risico op overmatige eeltvorming en ulcera enorm toe.
- *Verschuiving van het plantaire vetkussen.* Ten gevolge van het ontstaan van klauwtenen wordt het plantaire vetkussen, dat zich bevindt onder de kopjes van de middenvoetsbeentjes, naar voren verplaatst. Hierdoor verdwijnt het schokdempende effect van dit vetkussen en neemt de kans op ulceraties onder de bal van de voet toe. Dit is een van de belangrijkste redenen waarom 60% van alle diabetische ulcera ontstaan op de plantaire zijde van de voet.

- *Verminderde gewrichtsbeweeglijkheid.* Ten gevolge van diabetes mellitus ontstaat glycosyle-ring van collageencellen, met als gevolg verstijving van bindweefselstructuren door het hele lichaam. De consequenties voor de voet zijn vrij ingrijpend: de voet verliest een groot deel van zijn mobiliteit en vooral het vermogen om zich aan te passen aan allerlei omstandig-heden en ondergronden. De soepele voet wordt een stijve voet!
- *Ulcusvorming.* Elke vorm van onderbreking van de huid die niet geneest binnen één week en ook geen genezingstendens vertoont, is per definitie een diabetisch ulcus. Er kan sprake zijn van neuropathische, ischemische (=angiopathische) of neuro-ischemische ulcera. Neuropa-thische ulcera worden getypeerd door een eeltring rondom of over het ulcus, terwijl angio-pathische ulcera dat juist niet hebben. Angiopathische ulcera hebben meestal een geelachtig beslag en een rode ring rondom de wond. Veel ulcera zijn echter een combinatie van zowel verlies aan protectieve sensibiliteit als perifeer arterieel vaatlijden en zijn neuro-ischemische ulcera en hebben zowel eeltvorming, als roodheid en beslag als kenmerk.

2.11 Educatie

Educatie is de belangrijkste maatregel ter voorkoming van voetproblemen bij personen met diabetes mellitus. Een persoon met kennis van de risico's voor zijn voeten zal eerder en meer adequaat reageren op een verandering aan zijn voeten, dan iemand die geen notie heeft van wat er mis kan gaan. Het aanleren van een dagelijkse voetinspectie aan de patiënt zelf, waarbij gecontroleerd dient te worden of zijn visus voldoende is om de eigen voeten te inspecteren, is zeer belangrijk. Tevens dient de persoon voorgelicht te worden over voetverzorging en dient hij een schoenadvies te krijgen. Regelmatige controle op het naleven van deze adviezen kan stimu-lerend werken. Therapietrouw is hierbij van groot belang. De medisch pedicure speelt een be-langrijke rol op het gebied van educatie, ook voor de personen met diabetes mellitus die in verband met een lage risicoklasse mogelijk minder frequent door de huisarts worden gezien.

2.12 Behandeling van voeten van personen met DM door de medisch pedicure

Een risicovoet is een voet die ten gevolge van
- een onderliggende aandoening/ziekte;
- wondgenezingsproblematiek;
- bloedstollingsstoornis;
- verstoorde immuniteit
een risico heeft op gevoelsstoornissen en/of complicaties van de huid, nagels en stand van de voeten.

De diabetische voet

> Diabetische voet
>
> Een verscheidenheid van voetafwijkingen die ontstaan ten gevolge van verlies protectieve sensibiliteit, macroangiopathie, limited joint mobility en andere gevolgen van metabole stoornissen, die meestal in combinatie voorkomen bij personen met DM (Sims 1 en hoger) (zie *Richtlijn Diabetische voet*, NIV).

Elke behandeling van de diabetische voet door de medisch pedicure vindt alleen plaats na verwijzing door de behandelend arts of de podotherapeut. Hiervan kan worden afgeweken als in lijn met geldend beleid andere afspraken zijn gemaakt. Dit geldt ook bij de behandeling van een voet met de volgende belastende risico's:
- verlies protectieve sensibiliteit;
- perifeer arterieel vaatlijden;
- een ulcus;
- necrotisch weefsel;
- ontstekingsverschijnselen;
- grote kloven;
- paronychia;
- een unguis incarnatus;
- een recent ontstaan subunguïnaal hematoom.

Een verwijzing dient vergezeld te gaan van opdrachtomschrijving en eventuele aanwijzingen voor de behandeling. Als tijdens anamnese, onderzoek of behandeling blijkt dat voor (verdere) behandeling contact met de behandelend arts of podotherapeut noodzakelijk is, dient de medisch pedicure met contact op te nemen. Dit geldt uiteraard ook wanneer een persoon met DM de medisch pedicure bezoekt zonder verwijzing en tijdens anamnese, onderzoek of behandeling blijkt dat voor (verdere) behandeling een verwijzing noodzakelijk is.

Anamnese en lichamelijk onderzoek

Bij anamnese en lichamelijk onderzoek wordt vooral uitvoerig gelet op de toestand van de voeten van de persoon. Bovendien moet de medisch pedicure letten op de algemene toestand van de cliënt. Dit wordt verder uitgewerkt in hoofdstuk 3.

Behandelingstechnieken

Aandachtspunten die bij een patiënt met een risicovoet extra aandacht vragen in verband met de complicaties van DM, zijn:
- nagelaandoeningen, ten gevolge van:
  - verkeerde nagelverzorging;
  - nagelafwijkingen;
  - schimmelinfecties;
- huidaandoeningen:
  - wondjes;
  - drukplekken;
  - eelt, likdoorns;
  - kloven, fissuren;
  - droge huid;
- afwijkende voet- en/of teenstanden;
- schoeisel en sokken.

Deze factoren komen afzonderlijk en in combinatie met elkaar voor. In het geval van beginnende weefseldefecten dient de medisch pedicure wondverzorging toe te passen in overeenstemming met geldend beleid en de Code van het Voetverzorgingsbedrijf.

Algemeen geldend beleid met betrekking tot voetzorg aan personen met DM

De voetzorg aan personen met diabetes mellitus is, afhankelijk van het risicoprofiel, onderdeel van de basisverzekerde diabeteszorg of mogelijk de aanvullende verzekering; de financiële en zorginhoudelijke inbedding hiervan is op het moment van samenstelling van deze richtlijn sterk aan verandering onderhevig. Daarom is in deze richtlijn de zorginhoud leidend gemaakt en gebaseerd op nationale documenten als de Zorgmodule en de *Richtlijn Diabetische voet* van de NIV (2006). De NIV was op het moment van samenstelling bezig met een vernieuwde versie. Hoewel deze nog niet was gepubliceerd, was afstemming hiermee wel mogelijk. Dit neemt niet weg dat er wellicht sprake kan zijn van (regionale) afwijkende afspraken. De medisch pedicure dient zich hierover te informeren en haar werkwijze daarop af te stemmen.

Toepassen van specialistische technieken bij personen met DM door de medisch pedicure

Voor het toepassen van specialistische technieken bij personen met DM bestaan aanvullende belastende risico's. Welke belastende risico's gelden voor een specialistische techniek, staat beschreven in hoofdstuk 5 van deze richtlijn.

Wanneer er sprake is van een van de genoemde (aanvullende) belastende risico's worden specialistische technieken uitsluitend toegepast na verwijzing door de behandelend arts. Deze dient vergezeld te gaan van opdrachtomschrijving en eventuele aanwijzingen voor de behandeling met specialistische technieken.

2.13   Nazorg

Bij de persoon met DM is er speciale aandacht voor:
- educatie en voorlichting in verband met complexiteit en (emotionele) acceptatie van de diabetes mellitus;
- preventie:
  - regelmatig voetcontroles en vervolgens, indien geïndiceerd, voetbehandeling;
  - voet- en schoenadviezen;
  - intra- en interdisciplinair overleg.

Dit wordt nader uitgewerkt in hoofdstuk 6.

Anamnese, onderzoek en screening

? Uitgangsvragen

- Wat moet er aan de anamnese toegevoegd worden indien er sprake is van een persoon met DM?
- Wat is screening?
- Wat is het doel van screening?
- Hoe vaak moet er gescreend worden en in welke mate?
- Welke informatie over de invloed van schoenen (textielsoort, model, constructie etc.) en sokken moet onderdeel zijn van het schoen- en sokadvies, ter bescherming van de voeten van een persoon met diabetes mellitus?
- Wat is de effectiviteit van het gebruik van een huidthermometer ten opzichte van het handmatig meten van de temperatuur van de onderbenen en voeten van een persoon met diabetes mellitus en/of een reumatische aandoening ter opsporing van temperatuurverschillen tussen onderbenen en voeten?
- Wat is de betrouwbaarheid van de doppler bij vaatonderzoek bij personen met diabetes mellitus ten opzichte van het handmatig inschatten van de doorstroming van bloed?
- Heeft het werken met handschoenen ten opzichte van het werken zonder handschoenen bij personen met diabetes mellitus invloed op het resultaat van het voetonderzoek?

Aan het eind van dit hoofdstuk staat aanvullend een korte aanvullende notitie over pijnlijke diabetische polyneuropathie. Voor dit onderwerp zijn geen uitgangsvragen geformuleerd, maar gedurende het ontwikkelen van de herziene versie was er de behoefte om hier toch aandacht aan te besteden.

3.1   Inleiding

Het is belangrijk dat bij alle nieuwe cliënten die bij de medisch pedicure komen eerst een uitgebreide anamnese en voetonderzoek plaatsvinden. Daarna kan worden overgegaan tot behandeling van de voeten. Hierbij kan het voorkomen dat de cliënt niet *weet* dat hij DM heeft. Het is daarom van belang om bij het eerste contact duidelijkheid te krijgen over symptomen die kunnen wijzen op DM (of andere ziekten). Voor cliënten die DM hebben, is het van belang dat de risico's voor het al dan niet ontstaan van complicaties aan de voeten in kaart worden gebracht. Hierbij is een eventuele verwijsbrief van de behandelend arts een startpunt voor het verzamelen van gegevens.

In dit hoofdstuk wordt beschreven hoe de medisch pedicure de anamnese afneemt, hoe vervolgens het voetonderzoek en de screening plaatsvinden en wat hieraan wordt toegevoegd voor personen met DM. Hierbij wordt naar de gehele persoon gekeken, niet alleen naar de voeten. Onder anamnese wordt een vraaggesprek over de ziektegeschiedenis verstaan. Bij het onderzoek wordt naar aanleiding van de klachten de voet nader bekeken. Screening ten slotte is gericht onderzoek waarbij volgens protocol wordt gelet op de toestand van de voeten en enkels van de persoon met DM zonder dat er klachten zijn. Dit omvat de huid- en nagelconditie, beweeglijkheid van de gewrichten, vasculair en neurologisch onderzoek van de voet en enkel. Dit wordt periodiek herhaald, ook wanneer er geen afwijkingen en/of klachten bestaan. In dat geval wordt gesproken van vervolgonderzoek.

Voor het maken van de anamnese-, onderzoeks- en screeningsformulieren is onder andere gebruikgemaakt van het boek *Voeten en diabetes* (Van Putten, 2002) en *Pedicure en diabetes* (IMKO, 2003).

Als een persoon met DM regelmatig de medisch pedicure bezoekt, zal zij diegene zijn die als eerste veranderingen in de voet opmerkt. Zij kan adviseren en tijdig doorverwijzen als dit nodig is.

Wetenschappelijke onderbouwing

Screening en vroegtijdige verwijzing zijn de enige bewezen effectieve maatregelen ter preventie van amputaties (Rutten et al., 2006).

Thompson et al. (2004) beschrijven een studie naar de kwaliteit van het onderzoek door zeventien verschillende behandelaren (podotherapeuten) bij drie patiënten met DM. Hierbij werd gekeken naar demografische gegevens, voetonderzoek, vaatonderzoek, neurologisch onderzoek en risicoklasse. Uit het onderzoek komt naar voren dat er zeer verschillend wordt gewerkt door de zeventien behandelaren. Geconcludeerd wordt dat hierdoor dezelfde patiënt verschillende behandeling zou krijgen. De auteurs adviseren meer scholing te geven en standaardanamnese en onderzoeksprotocollen te gebruiken (Thompson et al., 2004).

Farndon et al. (2001) onderzochten de grote variatie in protocollen en onderzoeken bij verschillende zorgverleners. Hieruit blijkt dat de ontwikkeling van een gestandaardiseerd onderzoeksprotocol voor de diabetische voet, dat door diverse zorgverleners gebruikt kan worden, wenselijk is. Hierdoor kunnen in een vroeg stadium de risicofactoren van de diabetische voet opgespoord worden.

Conclusies

Niveau 4	Screening en vroegtijdige verwijzing zijn de enige bewezen effectieve maatregelen ter preventie van amputaties. Rutten et al. (2006)
Niveau 3	Er zijn aanwijzingen dat de anamnese en het voetonderzoek bij patiënten met diabetes mellitus niet gestandaardiseerd verlopen. Dit kan leiden tot verschillende behandelingen bij dezelfde patiënt. Thompson et al. (2004)
Niveau 3	Er zijn aanwijzingen dat door het gebruik van eenzelfde onderzoeksprotocol door de verschillende zorgverleners de risicofactoren van patiënten met DM beter ingeschat en daardoor beter behandeld kunnen worden. Farndon et al. (2001)

❯ Aanbeveling

De werkgroep is van mening dat bij nieuwe cliënten altijd een gestandaardiseerd(e) anamnese, onderzoek en screening van de voet en enkel moeten worden afgenomen om risicofactoren zo veel mogelijk in kaart te brengen. Het gebruik van een gestandaardiseerd formulier wordt hierbij sterk aanbevolen.

3.2   Toepassing van gestandaardiseerd formulier

Wetenschappelijke onderbouwing

Shin et al. (2000) voerden een onderzoek uit onder 126 DM-patiënten naar een voetscreenings-techniek. Doel van het onderzoek was:

- het beoordelen van de bruikbaarheid van de Semmes-Weinstein-monofilamenttest en de Rydel-Seiffer-stemvorktest (zie ▶ bijlage 1);
- het beschrijven van de complicaties en voetaandoeningen bij DM-patiënten;
- het identificeren van een risicopopulatie en het opstellen van een classificatiesysteem;
- het opnieuw onder de aandacht brengen van deze problematiek.

Met betrekking tot het eerste punt (monofilament en stemvork) komt uit het onderzoek naar voren dat het eenvoudige instrumenten zijn die met wat oefening goed gebruikt kunnen worden om de verhoogde kans op het ontstaan van ulcera aan de voet vroegtijdig op te sporen.

Conclusie

Niveau 3	Er zijn aanwijzingen dat de Semmes-Weinstein-monofilamenttest en de Rydel-Seiffer-stemvorktest geschikt zijn om hoogrisicovoeten te identificeren. Shin et al. (2000)

Overige overwegingen

In de NIV- en NHG-richtlijnen wordt de stemvorktest niet geadviseerd. Het monofilament geeft een meer directe aanwijzing voor het risico op ulceratie. De stemvorktest is een praktische en relatief eenvoudig uitvoerbare test, met als doel het diepere gevoel onder de huid te testen.

❯ Aanbevelingen

De werkgroep is van mening dat een gestandaardiseerd formulier voor anamnese, onderzoek en screening van de voet en enkel van personen met DM, minimaal de Semmes-Weinstein-monofilamenttest en de stemvorktest dient te omvatten.

Uit het literatuuronderzoek zijn geen studies of artikelen naar voren gekomen die een uitspraak doen over de frequentie en de manier van het screenen. Wel kan de Sims classificatie worden gebruikt. De *Richtlijn Diabetische voet* (NIV, 2006) adviseert ook een gemodificeerde Sims classificatie te gebruiken, die als leidraad kan dienen voor de controlefrequentie.

Conclusie

Niveau 4	Er is geen literatuur bekend waarin de frequentie en wijze van screenen wordt beschreven.

❯ Aanbevelingen

De werkgroep is van mening dat op de hierna beschreven wijze moet worden ge-handeld bij personen met DM:

Voor iedere behandeling een eenvoudig voetonderzoek op blaren, eelt, kloven, likdoorns, nagelaandoeningen, nagelkleur, huidskleur, ulcus, wond, wrat, zwelling, drukpunten en temperatuur. Wanneer er bijzonderheden zijn, wordt de persoon met DM verwezen naar de behandelend arts.

Wanneer er geen bijzonderheden zijn, vindt één keer per jaar een screening plaats volgens een gestandaardiseerd formulier. Wanneer er risicofactoren zijn vaker, afhankelijk van de ernst (zie Sims classificatie). Dit screenen vervangt niet de screening van de huisarts, praktijkondersteuner of diabetesverpleegkundige, maar is voor de medisch pedicure een instrument om de behandeling goed te kunnen uitvoeren en indien nodig op tijd te kunnen doorverwijzen naar huisarts, praktijkondersteuner of diabetesverpleegkundige.

De minimale vereisten voor een standaard anamnese-, onderzoeks- en screeningsformulier, inclusief toelichting, zijn opgenomen in ▸ bijlage 2 en ▸ 3.

3.3   Schoen- en sokonderzoek

Sokken en schoenen zijn onderdeel van het gericht voetonderzoek van de medisch pedicure.

Wetenschappelijke onderbouwing schoenonderzoek

De systematische review van Bus et al. (2008) heeft een overzicht gegeven van de wetenschappelijke literatuur op drie onderwerpen, namelijk het gebruik van schoenen en offloadinginterventies voor 1) het voorkomen van een ulcus, 2) behandeling van een ulcus en 3) plantaire drukvermindering in de diabetische voet.

De opzet van de systematische review is van voldoende kwaliteit. De geïncludeerde studies in de systematische review waren veelal van lage methodologische kwaliteit en divers van onderzoeksopzet en gebruikte materialen waardoor de auteurs geen meta-analyse hebben kunnen uitvoeren.

De conclusies van de auteurs waren:
— Zij vonden geen studies die het effect van schoenen en primaire preventie van ulcusvorming hebben onderzocht.
— Er is zeer beperkte evidentie om het gebruik van schoenen en offloading te steunen ter secundaire preventie van een ulcusvorming aan een diabetische voet. De gevonden literatuur was van zeer matige kwaliteit. Deze studies tezamen lijken een indicatie te geven dat het gebruik van orthopedische schoenen effectief is in secundaire preventie in vergelijking met standaardschoenen.
— Het gebruik van een *total contact cast* en andere niet-verwijderbare hulpmiddelen voor de behandeling van neuropathische plantaire ulcus heeft de voorkeur boven wel-verwijderbare hulpmiddelen.
— Er is zeer veel diversiteit in de studies die het verminderen van plantaire druk onderzocht hebben. Ondanks dit gegeven concludeerden Bus et al. dat plantaire drukvermindering bereikt kan worden met casts, walkers en orthopedische schoenen.

De observationele studie van Arts et al. (2012) onderzocht het drukregulerende effect van orthopedisch schoeisel voor diabetes mellitus-patiënten met neuropathogene voetdeformiteiten. Deelnemers werd gevraagd meerdere keren 10 meter op blote voeten te lopen en te lopen met orthopedisch schoeisel. Uit het onderzoek kwam naar voren dat personen met klauwtenen en prominerende metatarsaalkopjes de hoogste piekdruk hadden bij het lopen op zowel blote voeten als met orthopedische schoenen. De piekdrukvermindering door het dragen van orthopedische schoenen was het grootst bij personen met deformaties aan de voeten. De algemene conclusie was dat drukvermindering door het dragen van orthopedisch schoeisel in veel gevallen niet het gewenste resultaat oplevert.

Conclusies

Niveau 1	Er is geen literatuur bekend waarin het effect van het dragen van schoenen ter primaire preventie van ulcusvorming is onderzocht. Bus et al. (2008)
Niveau 2	Er zijn aanwijzingen dat het gebruik van therapeutische schoenen effectief is ter secundaire preventie van ulcusvorming in vergelijking met confectieschoenen. Bus et al. (2008)
Niveau 3	Het voorgeschreven orthopedisch maatschoeisel dat de druk op de voetzolen moet verminderen, levert in veel gevallen niet het gewenste resultaat. Arts et al. (2012)

Wetenschappelijke onderbouwing sokonderzoek

Blackwell et al. (2002) hebben in hun observationele studie gekeken of het gebruik van diabetische sokken (gemaakt van 100% katoen) of gewone sokken (gemaakt van 100% nylon) of het niet-dragen van sokken invloed had op het ontstaan of preventie van ulcus aan de voet bij personen met diabetes mellitus door het meten van plantaire druk op de voorvoeten. De diabetische sokken hadden als eigenschappen: anti-irriterend, antibacteriële afwerking, gladde teennaad, gemaakt van vochtafdrijvende multivezelgarens[1] met extra opvulling in de voorvoet, hiel en teen. De studie omvatte 21 personen met diabetes mellitus type 1 of type 2. De studie was van matige kwaliteit (kleine studiepopulatie). Zij werden gevraagd om te lopen met 1) slippers zonder sokken, 2) eigen schoenen zonder sokken, 3) gewone sokken met slippers, 4) gewone sokken met eigen schoenen, 5) diabetische sokken met slippers en 6) diabetische sokken met eigen schoenen. De studie was van matige kwaliteit (kleine studiepopulatie, korte doorlooptijd).

De resultaten van de studie van Blackwell et al. (2002) laten zien dat het dragen van diabetische sokken niet leidt tot vermindering van plantaire druk ten opzichte van het dragen van gewone sokken of geen sokken.

Banchillini et al. (2008) onderzochten in hun single geblindeerde RCT bij 30 diabetes mellitus-patiënten, met een droge huid door verminderde zweetafscheiding, de veiligheid en effectiviteit van sokken die gecoat waren met microcapsules in vergelijking met gewone sokken. De uitkomstmaten waar na zes weken dragen van de sokken naar gekeken werd waren huidtemperatuur, huidhardheid, huidvochtigheid, transpireren. De studie was van matige kwaliteit (kleine studiepopulatie, single geblindeerd, korte doorlooptijd).

Uit het onderzoek kwam naar voren dat de huid van personen die sokken gedragen hadden met microcapsules na zes weken significant meer gehydrateerd en minder hard is, en minder transpireert dan van de personen die gewone sokken hebben gedragen. Er was geen verschil tussen de groepen voor de uitkomstmaat huidtemperatuur.

---

1   In de studie van Blackwell et. Al (2002) wordt gesproken over sokken van 100% katoen. Tegenwoordig lijken deze sokken gemaakt te zijn van acryl. De werkgroep gaat ervanuit dat de overige eigenschappen hierbij gelijk zijn gebleven.

Conclusies

Niveau 3	Het is niet aannemelijk dat voor personen met diabetes mellitus het dragen van specifiek ontwikkelde sokken leidt tot vermindering van plantaire druk ten opzichte van het dragen van gewone sokken of geen sokken. Blackwell et al. (2002)
Niveau 3	Het dragen van sokken met microcapsules leidt bij personen met diabetes mellitus met een droge huid door verminderde zweetafscheiding, na zes weken tot significant meer hydratatie, minder harde huid en minder transpireren dan de personen die gewone sokken hebben gedragen. Banchillini et al. (2008)

Overige inzichten

Methodologisch goede onderzoeken naar schoen- en sokonderzoek bij personen met diabetes mellitus zijn schaars. De kwaliteit van de onderzoeken wordt beperkt door heterogeniteit, kleine cohorten en grotere kans op bias door de aard van het onderzoek. Dit heeft tot gevolg dat het vertrouwen dat de studieresultaten de werkelijkheid beschrijven laag is. Daarnaast zijn de producten die beschreven zijn in de studies van Blackwell (2002) en Banchillini (2008) niet bekend voor de werkgroepleden en is hen niet bekend of deze producten vrij te verkrijgen zijn voor het publiek.

Een aantal aspecten is algemeen bekend bij professionals werkzaam in de voetzorg. Een daarvan is dat schoenen een goede voetboogondersteuning moeten bieden, drukregulering moeten bieden en een groot teenvak moeten hebben. Daarnaast is het niet aan te bevelen dat personen met diabetes mellitus, binnen of buiten, lopen zonder het dragen van schoeisel. Schoeisel betreft niet alleen het dragen van schoenen, maar ook het dragen van sokken. Witte, of ten minste lichtgekleurde sokken hebben de voorkeur omdat een wond(je) gemakkelijk kan worden opgemerkt door de verkleuring in de sok.

Daarnaast kunnen sokken met polstering geadviseerd worden aan personen met een kwetsbare voetzool- en huid, in verband met de mogelijk schokdempende werking ervan.

Uit het onderzoek van Arts et al. (2012) komt naar voren dat de persoon met diabetes mellitus die orthopedische schoenen dragen daar alleen baat bij heeft wanneer het drukregulerende orthopedisch schoeisel tijdens meer dan 80% van de stappen die gezet worden op een dag met deze schoenen met drukregulerende eigenschappen gedaan wordt (promotie Arts). De ervaring van de werkgroepleden is dat personen dit percentage niet halen.

❯ Aanbevelingen

De persoon met diabetes mellitus wordt geadviseerd witte of ten minste lichtgekleurde, naadloze sokken te dragen met bij voorkeur polstering van de onderkant van de sok.

De persoon met diabetes mellitus met orthopedisch schoeisel wordt geadviseerd het schoeisel bij voorkeur continu te dragen gedurende de dag en anders tijdens minimaal 80% van de stappen die gedaan worden op een dag.

3

3.4   Aanvullend onderzoek – gebruik huidthermometer

Wetenschappelijke onderbouwing

De systematische review van Houghton et al. (2013) had als doel om de volgende vraag te beantwoorden: 'Is een verhoging van de huidtemperatuur voorspellend voor een neuropathisch ulcus
van de voet bij personen met diabetes mellitus?' Daarnaast wilden ze ook kijken of het dagelijks
meten van de huidtemperatuur door de persoon met diabetes mellitus kan bijdragen aan het
voorkomen van (dreiging op) een ulcus. Er werden negen onderzoeken geïncludeerd; drie
RCT's, twee prospectieve cohortonderzoeken, drie longitudinale studies en één case-controlonderzoek. De methodologische kwaliteit van de systematische review was voldoende. In vier
van de negen onderzoeken werd de temperatuur op de plaats een (beginnende) ulcus gemeten
ten opzichte van de anatomisch gelijke locatie op de andere voet. De andere vijf studies bekeken
het verschil in huidtemperatuur tussen beide voeten of maakten de vergelijking tussen neuropathische voeten en 'gezonde' voeten. De onderzoeken waren zeer heterogeen van aard. De samenstelling van de populaties verschilden (Sims classificatie), evenals de groepsgrootte. Ook werd in
de studies de temperatuur van de voet met verschillende type thermometers gemeten, namelijk
een infrarood thermometer of een liquid crystal-thermometer (huidthermometer die via direct
huidcontact temperatuur meet). De systematische review omvatte geen artikelen waarbij gekeken werd naar de betrouwbaarheid van het handmatig meten van de temperatuur van de voet.

De meta-analyse in deze studie liet zien dat personen waarvan dagelijks de temperatuur van
hun voeten werd gemeten ruim drie keer minder kans hadden op het ontwikkelen van een ulcus
aan de voet (odds ratio 3,36 [1,86 – 4,86]) dan bij personen die dat niet deden. Ook liet het zien dat
een verhoging van de voettemperatuur een voorspeller is van een ulcus aan de voet wanneer de
temperatuur van de voet vergeleken werd met de contralaterale voet (mean difference van 3,36 °F
[1,86 – 4,86]).

Hougthon et al. (2013) zijn van mening dat het monitoren van de huidtemperatuur een
effectieve manier is om een ulcus aan de voet te voorspellen en daarmee te voorkomen.

Conclusies

Niveau 2	Er lijkt een correlatie te bestaan tussen een verhoging van de voettemperatuur (gemeten met een infrarood thermometer) en een dreigend ulcus aan de voet. Hougthon et al. (2013)
Niveau 2	Het is aannemelijk dat het dagelijks monitoren van de voettemperatuur door de patiënt kan bijdragen aan het voorkomen van (dreiging op) een ulcus. Hougthon et al. (2013)

Overige inzichten

De systematische review van Hougthon et al. (2013) omvatte geen artikelen die gekeken hebben
naar de betrouwbaarheid van het handmatig meten van de temperatuur van de voet. Daarnaast
zijn uit het literatuuronderzoek geen studies gevonden die de effectiviteit van de doppler hebben
onderzocht ten opzichte van handmatige palpatie op de doorstroming van het bloed.

De medisch pedicure maakt voor het meten van de huidtemperatuur van de voet in haar
dagelijkse praktijk zowel gebruik van handmatige palpatie als ook van een infrarood thermometer. De betrouwbaarheid van beide werkwijzen is niet uit de literatuur naar voren gekomen.
De studie van Houghton toonde daarentegen wel aan dat zowel een infrarood thermometer als
een liquid crystal-thermometer (huidthermometer die via direct huidcontact temperatuur meet)

gebruikt kan worden voor het dagelijks monitoren van de voettemperatuur door de cliënt. Zij geven de voorkeur aan het gebruik van een infrarood thermometer in verband met de gebruiksvriendelijkheid en lagere prijs. Daarnaast kan gesteld worden dat het meten van de temperatuur van de voet met een infrarood thermometer objectiever is ten opzichte van de subjectieve meting met de hand. Het is belangrijk dat gebruik wordt gemaakt van een infrarood huidthermometer die temperaturen kan meten vanaf 20 °C.

> Aanbeveling
Het gebruik van de infrarood huidthermometer om temperatuurverschillen vast te stellen heeft door haar objectiviteit de voorkeur boven handmatige palpatie van de temperatuur van de voet.

3.5 Aanvullend onderzoek – gebruik doppler

Wetenschappelijke onderbouwing

Uit de literatuursearch kwamen geen relevante studies naar voren die antwoord geven op de geformuleerde uitgangsvraag.

Niveau 4	Er is gebrek aan bewijs wat betreft de betrouwbaarheid van de doppler bij vaatonderzoek voor het inschatten van de doorstroming van bloed bij personen met diabetes mellitus ten opzichte van het handmatig palperen.

Overige inzichten

Het vaatonderzoek van onderbenen en voeten bij personen met diabetes mellitus bestaat uit het maken van een inschatting van de temperatuur van de voet en de doorstroming van het bloed. In februari 2014 is de *NHG-standaard Perifeer arterieel vaatlijden* herzien. In dit document wordt het lichamelijk en aanvullend onderzoek beschreven dat een huisarts dient te doen bij een persoon (met verdenking op) arterieel vaatlijden.

De standaard schrijft voor dat handmatige palpatie wordt toegepast bij het lichamelijk onderzoek. De dopplermethode met een 5- of 8 MHz-dopplerprobe wordt in het aanvullend onderzoek ingezet. De doppler wordt ingezet gecombineerd met echografie. Het onderzoek is geheel pijnloos en onschadelijk, maar ook tijdrovend en het vereist deskundigheid. De infrarood thermometer heeft in de standaard geen plaats gekregen.

De *Richtlijn Diabetes* van de NIV uit 2017 adviseert mede op basis van wetenschappelijke literatuur dat het bij afwezige pulsaties de voorkeur geniet een doppler-signaalmeting uit te voeren. Indien afwijkingen worden geconstateerd wordt geadviseerd de enkel-armindex (EAI) vast te laten stellen door de huisarts.

Om het onderzoek met de doppler goed uit te kunnen voeren, is het belangrijk dat de medisch pedicure hiervoor is toegerust. De medisch pedicure moet kennis hebben van en getraind zijn in het gebruik van de doppler bij het voetonderzoek. Hiertoe dient ze deze competenties verworven te hebben middels een onderdeel van de opleiding tot medisch pedicure of een training/opleiding die zich hierop richt. Anderzijds moet de medisch pedicure hiertoe ook met de juiste apparatuur uitgerust zijn.

De *Zorgmodule Preventie Diabetische Voetulcera* (2011) beschrijft in hoeverre het constateren van tri- of bifasische tonen, monofasische tonen of geen tonen een indicatie vormt voor mogelijke aanwezigheid van perifeer arterieel vaatlijden (PAV). Hierin wordt ook beschreven hoe de verwijzing plaatsvindt. Vernieuwde inzichten hebben uitgewezen dat alleen een trifasische hartslag geen reden is voor PAV.

❯ Aanbevelingen
Het gebruik van palpatie tijdens het vaatonderzoek van de voet bij een persoon met diabetes mellitus heeft de eerste voorkeur.

Indien de arterie(ën) met palpatie niet goed voelbaar zijn, dan wordt geadviseerd de patiënt te verwijzen naar de huisarts voor aanvullend onderzoek of de medisch pedicure gebruikt de doppler indien zij daarvoor is toegerust. Indien afwijkingen worden geconstateerd is het advies de enkel-armindex (EAI) vast te laten stellen door de huisarts.

3.6   Gebruik handschoenen bij voetonderzoek

Wetenschappelijke onderbouwing

Uit de literatuursearch kwamen geen relevante studies naar voren die antwoord geven op de geformuleerde uitgangsvraag.

Niveau 4	Er is gebrek aan bewijs dat het werken met handschoenen ten opzichte van het werken zonder handschoenen invloed heeft op het resultaat van het voetonderzoek bij personen met diabetes mellitus.

Overige inzichten

De Code van het Voetverzorgingsbedrijf schrijft voor dat het voetonderzoek gedaan dient te worden met handschoenen. Uit de literatuur is onduidelijk of het dragen van handschoenen effect heeft op het resultaat van het voetonderzoek bij personen met diabetes mellitus. De werkgroep volgt de Code van het Voetverzorgingsbedrijf en wil daaraan toevoegen dat het belangrijk is om de juiste maat handschoenen te gebruiken tijdens het voetonderzoek (niet te groot/niet te klein), dunne disposable onderzoekshandschoenen te gebruiken en dat het gebruik van handschoenen eenmalig is. Dit laatste in verband met de hygiëne.

❯ Aanbeveling
Het eenmalig dragen van de juiste maat, dunne disposable onderzoekshandschoenen tijdens het voetonderzoek wordt geadviseerd.

3.7 Aanvullende notitie – Pijnlijke diabetische polyneuropathie (PDNP)

In 2017 is de multidisciplinaire *Richtlijn Pijnlijke diabetische neuropathie* van de Nederlandse Internisten Vereniging verschenen. Pijnlijke diabetische polyneuropathie (PDNP) is een van de meest voorkomende complicaties van diabetes mellitus en komt in populatiestudies bij 30-40% van alle volwassen patiënten met diabetes mellitus voor. Onder PDNP wordt zowel verstaan een diabetische polyneuropathie met pijn, als een dunnevezelneuropathie. Aandoeningen zoals carpaletunnelsyndroom of een diabetische amyotrofie behoren hier niet toe. Een kwart van de mensen met diabetes mellitus hebben een pijnlijke neuropathie. Deze ernstige pijn gaat gepaard met angst, depressie, slaapstoornissen, beperkingen in mobiliteit en sociale isolatie. Helaas worden de klachten zowel door de patiënt als de behandelaar niet onderkend, waardoor ≥ 50% van de patiënten met pijnlijke neuropathie niet of inadequaat behandeld wordt, zo blijkt uit onderzoek dat in de richtlijn Pijnlijke diabetische neuropathie wordt aangedragen.

De diagnose PDNP is voorbehouden aan de arts. De medisch pedicure heeft echter een belangrijke signalerende rol binnen de diabetische voetzorg. Als aanvulling op de huidige screening kan de medisch pedicure gebruikmaken van het bij PDNP behorende DN4-formulier (zie ▶ bijlage 4). Deze vragenlijst, aangevuld met onderzoek door middel van monofilament en neurotip, kan een mogelijk aanwezige PDNP aanduiden. Indien nodig kan de medisch pedicure de patiënt doorverwijzen naar de huisarts voor verder onderzoek.

Behandeling

? Uitgangsvragen
- Wat moet er aan de behandeling toegevoegd worden indien er sprake is van een persoon met DM?
- Wat is de beste materiaalkeuze bij het snijden en/of frezen van callus, ragaden en/of clavi bij personen met diabetes mellitus?
- Wat is het effect van paraffine en vaseline op de huidconditie (soepelheid, hydratatie, biofilm) van een voet van een persoon met diabetes mellitus?
- Wat is de meerwaarde van laser en PACT ten opzichte van gouden standaard (antimycotica) bij onychomycose op genezing bij personen met diabetes mellitus?
- Wat is het risico op huidbeschadiging bij het gebruik van salicylzalf of ureum 20-40% op voeten van personen met diabetes mellitus?

Aan het eind van dit hoofdstuk staat aanvullend een korte aanvullende notitie over interactie tussen miconazol en acenocoumarol en een notitie over de toepassing van waterstofperoxide bij personen met DM. Voor deze onderwerpen zijn geen uitgangsvragen geformuleerd, maar gedurende het ontwikkelen van de herziene versie was er de behoefte om hier toch aandacht aan te besteden.

4.1   Inleiding

De voetbehandeling van een persoon met DM verschilt op een aantal punten met de behandeling van een persoon zonder DM. Aangezien een persoon met DM vaak een verminderd gevoel heeft in de voeten, is voortdurende alertheid van de medisch pedicure noodzakelijk. Bij iedere behandeling dienen de voeten zorgvuldig te worden beoordeeld (zie hoofdstuk 2).

De instrumenten en materialenset die worden gebruikt tijdens de behandeling, dienen te zijn afgestemd op het werken met personen met DM. Indien de medisch pedicure onverhoopt een wond maakt tijdens de behandeling, dan past zij de juiste wondverzorging toe volgens de Code van het Voetverzorgingsbedrijf, hierbij gebruikmakend van huidvriendelijke materialen. Een goede voorlichting en nazorg zijn hier van essentieel belang (zie hoofdstuk 6).

Indien er sprake is van belastende risico's, mag de voetbehandeling alleen plaatsvinden na verzoek tot behandeling van de verwijzend arts. Dergelijke belastende risico's kunnen zijn:
- verlies protectieve sensibiliteit;
- perifeer arterieel vaatlijden;
- een ulcus;
- necrotisch weefsel;
- ontstekingsverschijnselen;
- grote kloven;
- paronychia;
- een unguis incarnatus;
- een recent ontstaan subunguïnaal hematoom.

4.2   Desinfectie

Voordat men aan de behandeling begint, dient de huid te worden gedesinfecteerd. Er is geen expliciete literatuur gevonden over het gebruik en de werking van alcohol 70-80% bij personen met DM.

Conclusie

Niveau 4	Er is geen literatuur gevonden over de werking van alcohol 70-80% als desinfectans bij personen met DM.

Overige overwegingen

Onderzoek naar de toepassing van alcohol 70-80% bij andere voetproblemen ontbreekt. Bekend is dat alcohol 70-80% een schimmeldodende, bacteriedodende en virusdodende werking heeft.

> Aanbeveling
De Code van het Voetverzorgingsbedrijf geeft advies over de te gebruiken middelen voor desinfectie van de intacte huid.

4.3 Behandeling van nagelaandoeningen

Een persoon met DM kan met verschillende nagelaandoeningen geconfronteerd worden. Door perifeer arterieel vaatlijden of verlies protectieve sensibiliteit kunnen de nagels geel en brokkelig worden. In veel gevallen is er sprake van onychomycose (zie verder). Ook door deformiteiten van de voeten kunnen nagelproblemen ontstaan.

De behandeling van de ontstane nagelproblemen kunnen door de medisch pedicure op dezelfde wijze worden behandeld als bij een persoon zonder DM (met uitzondering van nagelproblemen die een contra-indicatie zijn). Preventie en nazorg verdienen extra aandacht.

Conclusie

Niveau 4	Er is geen literatuur gevonden gericht op de medisch pedicure waarin de behandeling van nagelproblemen bij een persoon met DM wordt beschreven.

> Aanbeveling
De meeste nagelaandoeningen bij een voet van een persoon met DM kunnen door de medisch pedicure worden behandeld. Indien er sprake is van belastende risico's mag de behandeling alleen plaatsvinden na verzoek tot behandeling van de verwijzend arts.

4.4 Onychomycose

Wetenschappelijke onderbouwing

Robbins (2003) heeft een onderzoek uitgevoerd naar het effect van de behandelingen bij personen met onychomycose. De auteur heeft hierbij gebruikgemaakt van 52 verschillende onderzoeken of artikelen. Onychomycose komt vaak voor bij personen met DM. Er bestaan tegenstrijdige onderzoeken of personen met DM vatbaarder zijn voor onychomycose. Personen met DM kunnen verschillende medische aandoeningen hebben, zoals obesitas, neuropathie en retinopathie, die identificatie van onychomycose verhinderen. Daardoor kan de aanwezigheid en voortgang van een schimmelinfectie aan de teennagel voor de persoon met DM niet zichtbaar zijn. Vaatlijden, een slechte wondgenezing en een risicovolle toestand van het immuunsysteem, verhogen samengaand met de diabetische voet het risico van secundaire infecties bij personen met DM die onychomycose hebben.

Deze factoren dragen bij aan een verhoogde kans op ziekte en verminderde kwaliteit van leven bij deze patiënten en onderstrepen de noodzaak tot een effectieve antischimmelbehandeling.

Orale fungicide middelen worden over het algemeen goed verdragen. Er zijn echter belangrijke ongunstige voorvallen gerapporteerd, onafhankelijk van of in wisselwerking met een aantal belangrijke medicijnen.

De beschikbaarheid van een lokaal middel geeft een behandelaar een extra en effectieve behandeloptie die goed verdragen wordt. Om het effect van het lokale middel of de orale behandeling te verhogen, dient men de nagel te behandelen door losse delen weg te halen in combinatie met een van deze twee opties. Infecties kunnen namelijk ook ontstaan doordat de huid wordt beschadigd door de scherpe en brokkelige harde nagels die kenmerkend zijn voor onychomycose. De juiste behandelkeuze en het zorgvuldig observeren van schimmelnagelinfecties kan veelbetekenend zijn in de preventie van ontstaan van ziekten bij personen met DM.

Conclusie

Niveau 4	Bij personen met DM is het van belang de voeten en nagels blijvend te inspecteren op de aanwezigheid van een schimmelinfectie. Het is belangrijk om onychomycose te behandelen om secundaire infecties te voorkomen. Het reduceren van scherpe, dikke nagels en verwijderen van stukjes gebroken dystrofische nagelplaat is belangrijk als aanvulling op orale of lokale therapie. (Robbins, 2003)

Overige overwegingen

Omdat zelfinspectie van de voeten door bijvoorbeeld obesitas en/of retinopathie vaak niet gaat of moeilijk is, ligt er een belangrijke taak voor de medisch pedicure om de voeten goed na te kijken op aanwezigheid van een aanwezige schimmelinfectie. Indien de medisch pedicure het vermoeden heeft dat er onychomycose aanwezig is bij de persoon met DM, is het belangrijk dat de behandelend arts hiervan op de hoogte wordt gesteld (LESA, 2006).

Na eventueel aanvullend onderzoek kan in overleg met de behandelend arts de diagnose worden vastgesteld en een behandeling worden gestart. Deze behandeling kan bestaan uit het toedienen van een oraal geneesmiddel en/of door middel van een lokaal fungicide middel.

Het is van belang dat de verdikte nagelplaat regelmatig dunner wordt gefreesd en dat de losse nageldelen worden verwijderd. Het lokale middel kan op deze manier effectiever werken en vermindert tevens een verhoogd risico op secundaire bacteriële infecties.

Advisering en voorlichting met betrekking tot de behandeling van onychomycose is belangrijk.

❯ Aanbevelingen

De werkgroep is van mening dat het dun frezen van de nagel en het verwijderen van losse nageldelen de behandeling met fungicide middelen ondersteunt en kans op beschadiging van de huid vermindert.

Voorlichting over de dagelijkse verzorging van de voeten, de sokken en schoenen zijn een belangrijk onderdeel van het behandelplan.

4.5   (Pseudo) unguis incarnatus

Het is van groot belang dat de medisch pedicure goed onderscheid kan maken tussen een pseudo unguis incarnatus en een unguis incarnatus. In overleg met de behandelend arts kan de medisch pedicure een unguis incarnatus behandelen (zie hoofdstuk 4).

Conclusie

Niveau 4	Er is geen literatuur gevonden waarin expliciet de behandeling een pseudo unguis incarnatus door de medisch pedicure wordt beschreven.

❯ Aanbeveling

De werkgroep is van mening dat een pseudo unguis incarnatus door de medisch pedicure te behandelen is (zie hoofdstuk 4).

4.6   Behandeling van callus, ragaden en clavus

Snijtechniek

Overmatige callus, ragaden en/of een clavus dienen altijd te worden verwijderd door de medisch pedicure.

In het literatuuronderzoek zijn geen studies gevonden over het materiaalgebruik met betrekking tot het snijden en/of frezen van callus, ragaden en/of het verwijderen van een clavus.

Om de huid zo min mogelijk te beschadigen, is de werkgroep van mening dat het werken met de nattechniek de voorkeur verdient boven het werken met de droogtechniek.

Conclusie

Niveau 4	Er is geen literatuur gevonden waarin het verwijderen van callus, ragaden en een clavus wordt beschreven.

❯ Aanbevelingen

De behandeling van callus, een clavus en (dichte) ragaden is gelijk aan de behandeling bij personen zonder DM.

Om de huid zo min mogelijk te beschadigen, is de werkgroep van mening dat het werken met de nattechniek de voorkeur verdient boven het werken met de droogtechniek.

Materiaalgebruik

Wetenschappelijke onderbouwing

De search naar de uitgangsvraag 'Wat is de beste materiaalkeuze bij het snijden en/of frezen van callus, ragaden, en/of clavi bij personen diabetes mellitus?' leverde één hit op (Pitei et al., 1999) die mogelijk relevant leek na het lezen van de titel en abstract. De relevantie kon niet bepaald worden omdat dit onderzoek niet full-tekst beschikbaar was.

Conclusie

Niveau 4	Er is gebrek aan bewijs waarin het effect van materiaalkeuze is beschreven voor het snijden en/of frezen van callus, ragaden, clavi bij personen met diabetes mellitus.

Overige inzichten

De technologie op het gebied van materialen bij snijden en/of frezen van callus, ragaden of clavi heeft zicht verder ontwikkeld sinds 2009. Over onderzoeken naar de effecten van deze materialen is echter weinig bekend in de literatuur. In de praktijk van de medisch pedicure wordt daarentegen wel gebruikgemaakt van nieuwe materialen. De werkgroep is van mening dat een terughoudend beleid bij het gebruik van nieuwe materialen gewenst is.

> **Aanbevelingen**
> Het advies is om terughoudend te zijn in het gebruik van een mechanisch hulpmiddel bij het snijden van eelt bij personen met DM.
>   Het werken met nattechniek verdient de voorkeur boven het werken met droog-techniek.

4.7   Behandeling van een neurovasculaire clavus

Een neurovasculaire clavus is vaak moeilijk handmatig te verwijderen. Zelfs als deze wel kan worden verwijderd, blijft de onderliggende oorzaak bestaan. Voor tijdelijke verlichting wordt aanbevolen om drukregulerende technieken toe te passen (zie hoofdstuk 5).
       Ter voorkoming van de verweking van de huid van personen met DM wordt het gebruik van een pakking met een hoornoplossende substantie (onder andere salicylzalf) altijd afgeraden.

Conclusie

Niveau 4	Er is geen literatuur bekend waarin de frequentie en wijze van screenen wordt beschreven.

> **Aanbeveling**
> De werkgroep is van mening dat de persoon met DM in verband met de onder-liggende oorzaak van een neurovasculair clavus moet worden verwezen naar de behandelend arts.

◻ **Tabel 3.1** Verschillende vormen van ulcus		
neuropathisch ulcus	**angiopathisch ulcus**	**neuro-ischemisch ulcus**
ontstaat door zenuwbeschadiging	ontstaat door vaatafwijking	ontstaat door vaatafwijking
heeft witte eeltrand rondom ulcus	heeft geen eeltrand maar wit-geelachtig beslag	aspecten van zowel neuropathisch als angiopathisch ulcus aanwezig
rode huid	huid is rood of rode ring	eeltrand is meestal minder duidelijk aanwezig
vaak plantair (meer dan 60%)	op meerdere plaatsen (hallux, toppen digiti 2 t/m 5, laterale zijde kopje mvb 5, mediale zijde kopje mvb 1)	
pijnloos	(heftige) pijn	
	vaker infectie en/of necrose	
mvb: middenvoetsbeen en hiel		

4.8   Behandeling van een ulcus

Wetenschappelijke onderbouwing

In haar boek *Voeten en diabetes* beschrijft Van Putten dat overmatige eeltvorming een uiting is van mechanische stress. Een teveel aan eelt dient altijd te worden verwijderd, omdat eelt op zichzelf al een oorzaak is van een verhoging van plantaire druk. Zo is onderzocht dat slechts een kleine hoeveelheid eelt al een stijging van 26% aan plantaire druk geeft.

Een pre-ulcus is een dreigend ulcus. In geval van overmatige mechanische stress ontstaat eeltvorming. Zodra het eelt sporen van een bloeduitstorting gaat vertonen, is er sprake van een pre-ulcus. Indien op dat moment geen actie wordt ondernomen, zal zich een inwendig ulcus ontwikkelen. Een pre-ulcus kan worden voorkomen indien overmatige eeltvorming wordt tegengegaan. Daarbij is het van belang om niet alleen op deskundige wijze het eelt te verwijderen, maar ook om te kijken of de eeltvorming kan worden voorkomen.

Er is veel literatuur gevonden over de behandeling van ulcera. Deze literatuur richt zich vooral op de behandeling van ulcera door specialisten en podotherapeuten. De behandeling van een ulcus is medisch van aard en kent gespecialiseerde aspecten.

Personen met DM lopen het risico een ulcus te ontwikkelen. Daarom kan de medisch pedicure in de praktijk hiermee te maken krijgen. In dit geval dient de medische pedicure de persoon in kwestie, samen met haar schriftelijke bevindingen, direct door te verwijzen naar de huisarts, podotherapeut of het diabetisch voetenteam (zie hoofdstuk 5).

Er kan onderscheid worden gemaakt tussen een neuropathisch ulcus en een angiopathisch ulcus of een mengvorm (NIV, 2006), zie ◻ tabel 3.1. Naast een neuropathisch ulcus en een angiopathisch ulcus kan er ook sprake zijn van een neuro-ischemisch ulcus (Van Putten, 2002). Bij deze mengvorm kunnen symptomen gecombineerd voorkomen.

Na vaststelling door een arts of een ulcus ontstaan is door verlies aan protectieve sensibiliteit, perifeer arterieel vaatlijden of beide, wordt het ulcus geclassificeerd. Door middel van een classificatiesysteem is het mogelijk om een ulcus in te delen naar klasse of rubriek. Deze classificatie van een ulcus wordt gedaan door de behandelend arts of podotherapeut. Er zijn internationaal verschillende classificatiesystemen voor het indelen van een ulcus. Deze classificaties zijn in te delen in ulcusclassificaties en in preventieve classificaties.

De Wagnerclassificatie, de classificatie uit de *Richtlijn Diabetische voet* (2007) en het WCS-classificatiemodel (Woundcare Consultant Society), zijn ulcusclassificaties. Hierbij zijn de ernst en de uitgebreidheid van het ulcus bepalend voor de klasse waarin de voet wordt ingedeeld. Bij het WCS-classificatiemodel wordt een kleurverdeling gemaakt waarbij *zwart* staat voor necrotisch weefsel, *geel* voor een gele laag met veel wondvocht en *rood* voor regeneratiefase. De werkgroep is op basis van nieuwe inzichten uit de praktijk van mening dat ook de recentere Texas-classificatie gebruikt kan worden als classificatiemiddel. De classificatie uit de *Richtlijn Diabetische voet* (2007) is een meer beschrijvende classificatie.

Als de medisch pedicure tijdens een voetbehandeling een ulcus signaleert, dan dient de persoon met DM, na het afdekken van het ulcus, direct te worden doorverwezen naar de huisarts, de podotherapeut of het specialistisch voetenteam.

Conclusie

Niveau 4	Er is geen literatuur gevonden die zich specifiek richt op de behandeling van ulcera door de medisch pedicure.

4.9   Wondverzorging/-behandeling

Het voorkómen van wondjes en een goede wondverzorging/wondbehandeling is essentieel in verband met slechtere wondgenezing en verhoogd infectiegevaar.

Er dient onderscheid te worden gemaakt tussen wondverzorging en wondbehandeling. De medisch pedicure krijgt met wondverzorging te maken indien zij zelf een wond maakt of bij signalering van een ulcus. Wondverzorging vindt plaats volgens de Code van het Voetverzorgingsbedrijf. Wondbehandeling is een medische handeling die in opdracht van een arts dient plaats te vinden. Uit bestudeerde artikelen over wondbehandeling komt naar voren dat per persoon moet worden bekeken welke materialen en middelen het best geschikt zijn voor de wond.

Wondbehandeling is een aanvullend specialisme. Het kan tot het vakgebied van de medisch pedicure behoren na het volgen van aanvullende scholing op dit gebied.

Wetenschappelijke onderbouwing

In de wetenschap bestaat veel discussie over het wel of niet gebruiken van povidone-Iodine bij personen met DM. Ogrin (2002) heeft een artikel geschreven over het gebruik van povidone-Iodine (PVP-I) in gekleurde desinfectans bij acute en chronische wonden. Gekleurde desinfectans bevatten een hoog percentage PVP-I (10%). Laboratoriumonderzoeken geven aan dat bij deze concentratie PVP-I giftig is voor wondgenezende cellen zoals fibroblasten en keratinocyten. Tevens geeft het vertraging voor het wondgenezingsproces. Lagere concentraties van 0,01% PVP-I hebben antiseptische effecten zonder dat zij cellen vernietigen. Omgekeerd echter, hebben testen op het lichaam aangegeven dat wondgenezende cellen niet beschadigd raken bij het gebruik van 10% PVP-I.

Volgens het onderzoek van Ogrin is op dit moment het gebruik van PVP-I (10%) bij een wond beperkt tot de beginfase van genezing en bij acute wonden. Verder onderzoek is nodig om de werking van PVP-I bij wondgenezing van chronische en acute wonden kritisch te beoordelen en passend gebruik te garanderen.

Volgens Ogrin is bij langdurig gebruik van hoge concentraties PVP-I geconcludeerd dat er problemen kunnen optreden in de schildklier. In het algemeen is het gebruik van PVP-I (10%)-crème of -oplossing in de beginfase van een kleine wond niet schadelijk.

Robinson et al. (1998) schrijven in een artikel dat het van belang is een wond niet af te dekken met afsluitbare materialen om infectiegevaar te voorkomen. Het veelvuldig verwijderen van een verband kan de integriteit van een wond beïnvloeden. De huidige verbandmaterialen verkleinen de noodzaak om een verband veelvuldig te verwisselen en voorkomen daarmee verstoring van het genezingsproces. Het afdekken van een wond verlaagt het risico op infiltratie van patholo-gische organismen.

Conclusies

Niveau 4	Het wordt afgeraden om hoge concentratie PVP-I langdurig te gebruiken. Ogrin (2002)
Niveau 4	Het afdekken van een wond vermindert het risico op infiltratie van pathologische orga-nismen. Robinson et al. (1998)

Overige overwegingen

Wondbehandeling van een ulcus dient te gebeuren door een team van specialisten. Eventueel kan het team een product voorschrijven waarmee de medisch pedicure de reeds bestaande wond kan en mag verzorgen na een behandeling.

Indien een wond nat mag worden, verdient het de aanbeveling om het wondverband te verwijderen nadat het nat is gemaakt om huidbeschadiging te voorkomen. Bij het afdekken van een kleine wond dient gebruik te worden gemaakt van materialen volgens de Code van het Voetverzorgingsbedrijf.

Er is geen onderzoek gevonden over het gebruik van wondverzorgingsproducten bij perso-nen met DM dat van toepassing is voor de medisch pedicure.

> **Aanbevelingen**

De behandeling van een neuropathisch of angiopathisch ulcus wordt gedaan door een arts, podotherapeut of specialistisch voetenteam. Het kan in de praktijk voorko-men dat de medisch pedicure als eerste met een ulcus geconfronteerd wordt. In dit geval dient de medisch pedicure het ulcus steriel af te dekken en de persoon in kwestie direct door te verwijzen naar de huisarts of het specialistisch voetenteam. De schriftelijke bevindingen van de medisch pedicure dienen eveneens te worden door-gegeven aan de behandelend arts.

Wanneer de medisch pedicure deel uitmaakt van een specialistisch voetenteam, kan zij de behandeling van een ulcus uitvoeren binnen de kaders van dit team.

Een ulcus kan door verwijdering van overmatige eeltvorming worden voorkomen. De werkgroep is van mening dat de medisch pedicure op deskundige wijze dit exces-sieve eelt kan verwijderen.

Gebruik een wonddesinfectiemiddel met een RVG-nummer.

Langdurig gebruik van PVP-I wordt afgeraden.

Er zijn veel verschillende wondbedekkers en manieren van wondverzorging. Indien de medisch pedicure zich hier in wil specialiseren binnen het diabetisch voetenteam, dient zij aanvullende opleidingen te volgen.

4.10   Afsluiting van de behandeling

Na de behandeling kan de voet worden verzorgd met een geschikte voetencrème. Voetencrèmes met de bestanddelen paraffine en vaseline zijn niet geschikt voor de diabetische huid, aangezien zij de huid afsluiten en warmtestuwing geven. Geadviseerd wordt om een olie in een hydrofiele oplossing of een speciale op de diabetische huid gerichte voetencrème te gebruiken.

> Aanbevelingen
Het verdient aanbeveling om de cliënt te stimuleren ook thuis regelmatig een speciale voetencrème te gebruiken om de huid zo zacht en soepel mogelijk te houden (zie hoofdstuk 5). Hierbij mag geen crème tussen de tenen worden aangebracht.
Steunkousen met latex (meestal vlakbreikousen) zijn niet bestand tegen crèmes. Na de behandeling mag men daarom de huid niet crèmen. Eventueel kan in overleg met de cliënt worden besloten om de steunkousen op een later tijdstip aan te trekken. Steunkousen gemaakt van kunststof (rondbreikousen) kunnen wel tegen crèmes.

4.11   Het effect van paraffine en vaseline op de huidconditie (soepelheid, hydratatie, biofilm) van voet van een persoon met diabetes mellitus

Wetenschappelijke onderbouwing

De gerandomiseerde, evaluatorblinde studie van Federici et al. (2012) was opgezet om de effectiviteit op het vlak van huiddroogheid met behulp van de DASI-score te evalueren van topical urea 5%-crème met aminozuren (arginine en carnosine) (Ureadin Rx Db, ISDIN Spain) ten opzichte van een glycerol-gebaseerde crème (Dexeryl, Pierre Fabre) (EC). In totaal deden 40 diabetes mellitus type 2 personen mee aan de studie die gedurende 28 dagen tweemaal daags een van de twee crèmes gebruikte. Een van de inclusiecriteria was dat zij matige tot ernstige xerosis aan de voet hadden en minimaal twee weken voorafgaand aan het onderzoek geen vochtregulerende crème op hun voeten hadden aangebracht.

De studie was van redelijke kwaliteit. Kanttekeningen in dit onderzoek zijn: het ontbreken van blindering van de persoon en professional, de kleine studiepopulatie en de korte follow-up.

Uit de studie kwam naar voren dat het aanbrengen van urea 5% met arginine and carnosine de huidhydratatie significant ($p < 0,048$) verhoogt in vergelijking met een control glycerol-based emollient product.

In de gerandomiseerde, dubbelblinde studie van Garrigue et al. (2011) is gekeken naar het effect op xerosis tussen een witte crème die 10% glycerine, 5% urea, 1% melkzuur en 8% paraffine bevat en een placeboproduct. Het placeboproduct omvatte geen werkbare bestanddelen en was voor de persoon niet te onderscheiden van Pédimed®.

Deelnemers (N=54) hadden diabetes mellitus type 1 of type 2 en matige tot ernstige xerosis aan de voeten. Gedurende vier weken werden tweemaal daags het ene product gebruikt op de rechtervoet en het andere product op de linkervoet van een persoon. De mate van xerosis werd gemeten met het XAS-instrument, de mate van huidhydratatie met corneometrie en de D-Squame®. De studieopzet was redelijk met de kanttekeningen de kleine studie omvang en korte follow-up en onduidelijkheid of de beoordelaar ook geblindeerd was voor de interventie. De financiering door farmaceut Institut de Recherche Pierre-Fabre kan geleid hebben tot belangenverstrengeling.

De resultaten van de studie lieten zien dat na 28 dagen de mate van xerosis sterk was verminderd door het gebruik van de twee producten in het voordeel van Pédimed® (61,9% vs. 34,9% (P < 0.0001)). Huidhydratie van de voet verhoogde tot 57.3% versus 36,5% na 28 dagen gebruik (P < 0.0001). Alle D-Squame®-parameters lieten een grotere verbetering zijn bij het gebruik met Pédimed®.

Conclusies

Niveau 3	Het lijkt aannemelijk dat het aanbrengen van ureum 5%-crème met arginine en carnosine de huidhydratie significant verhoogt in vergelijking met een controle glycerolgebaseerde crème bij personen die matige tot ernstige xerosis aan de voet hadden. Federici et al. (2012)
Niveau 3	Het lijkt aannemelijk dat het gebruik van ureum 5%-crème leidt tot significant vermindering van xerosis, verhoging van de huidhydratie ten opzichte van een placeboproduct bij personen met diabetes mellitus type 1 of type 2 en matige tot ernstige xerosis aan de voeten. Garrigue et al. (2011)

Overige inzichten

Uit de literatuursearch zijn geen studies naar voren gekomen die de effectiviteit van de werking van paraffine en/of vaseline op de huidconditie van een persoon met diabetes mellitus beschrijven. De twee geïncludeerde studies beschrijven een crème waarvan paraffine onderdeel is. Het lijkt aannemelijk dat een crème waarin het bestanddeel 5% ureum is opgenomen leidt tot vermindering van xerosis en betere huidhydratatie van de huid in vergelijking met een crème zonder ureum.

In de huidige richtlijn staat de aanbeveling: crèmes met de bestanddelen paraffine en vaseline zijn niet geschikt voor de diabetische huid. De werkgroep heeft naar aanleiding van het wetenschappelijk bewijs deze aanbeveling herzien.

> ◗ Aanbeveling
> Crèmes met uitsluitend de bestanddelen paraffine en vaseline zijn niet geschikt voor toepassing op de huid van personen met diabetes mellitus.

4.12 Lasertechniek en photodynamic antimicrobial chemotherapy (PACT)

Op het moment van publicatie van de richtlijn in 2009 waren de technieken laser en PACT nog beperkt bekend in het werkveld van de medisch pedicure. In de afgelopen jaren is er in het veld aandacht gekomen voor deze nieuwe technieken bij de behandeling van onychomycose. De waarde van deze technieken en eventuele risico's zijn nog weinig bekend onder de beroepsgroep.

Wetenschappelijke onderbouwing

Uit de literatuursearch kwamen geen relevante studies naar voren die antwoord geven op de vraag naar de meerwaarde van deze behandeling.

Conclusie

Niveau 4	Er is gebrek aan bewijs waarin het effect van de behandeling van onychomycose met antimycotica vergeleken is met de behandeling met laser of PACT bij personen met diabetes mellitus.

Overige inzichten

De technieken PACT en laser zijn technieken die recentelijk in gebruik zijn genomen in het veld van de medisch pedicure. Uit de literatuur is de effectiviteit maar ook de veiligheid van het gebruik van de technieken nog niet bekend.

De minister van VWS heeft in een briefrapport van 21 maart 2016 het laseren en aanverwante behandeling aangemerkt als een voorbehouden handeling. Dit heeft gevolgen voor de toepassing van lasertechnieken, niet voor PACT. Hierdoor mogen deze laserbehandelingen alleen door beroepsbeoefenaren worden verricht, die daartoe krachtens de Wet BIG als bevoegd zijn aangemerkt. Er wordt een wetswijziging Wet BIG ingezet, waarin wordt opgenomen dat laserbehandeling als voorbehouden handeling wordt aangemerkt dat beroepsmatig alleen mag worden verricht door artsen en huidtherapeuten. Medisch pedicures kunnen nog wel in opdracht van en onder verantwoordelijkheid van bevoegde beroepsbeoefenaren lasertechnieken toepassen, wanneer de opdrachtgever redelijkerwijs mag aannemen dat zij beschikt over de bekwaamheid, die vereist is voor het behoorlijk uitvoeren van de opdracht. Wanneer de medisch pedicure de behandeling in opdracht uitvoert, dient zij te handelen overeenkomstig de aanwijzingen van de opdrachtgever. Deze situatie wordt in de beroepspraktijk aangeduid met *verlengde arm constructie*. In de situatie van gecontracteerde voetzorg zal niet alleen een verwijzing van de voorbehouden behandelaar maar ook overleg met de casemanager van toepassing zijn.

> **Aanbeveling**
> Het advies is om terughoudend te zijn in het gebruik van PACT bij onychomycose bij personen met diabetes mellitus.
>
> Het is de medisch pedicure niet toegestaan in haar praktijk zelfstandig laserbehandeling toe te passen, tenzij sprake is van een zogenaamde verlengde arm constructie.

4.13   Huidbeschadiging voeten door gebruik zalf

Wat is het risico op huidbeschadiging bij het gebruik van salicylzalf of ureum 20-40% op voeten van personen met diabetes mellitus?

De oorspronkelijke richtlijnen uit 2009 geven geen advies over het gebruik van ureum. De werkgroep hecht er waarde aan om hier aandacht aan te besteden, aangezien er de laatste jaren steeds meer producten op de markt komen met (relatief hoge) doseringen ureum. De richtlijnen uit 2009 gaan wel in op het gebruik van salicylzalf maar geven hier geen advies over. De werkgroep is van mening dat hier door nieuwe inzichten uit praktijkgebruik nader aandacht aan besteed dient te worden.

Wetenschappelijke onderbouwing

Uit de literatuursearch kwamen geen relevante studies naar voren die antwoord geven op de vraag naar huidbeschadiging.

Conclusie

Niveau 4	Er is gebrek aan bewijs waarin het risico van het gebruik van salicylzalf of ureum 20-40% op voeten van personen met diabetes mellitus is onderzocht op huidbeschadigingen.

Overige inzichten

De effectiviteit en veiligheid van het gebruik van salicylzalf of ureum 20-40% is nog niet bekend in de literatuur.

Door ervaring met het gebruik van deze middelen in de praktijk is een goed beeld ontstaan van de toepassing van deze middelen op de voeten. Het wordt algemeen afgeraden om producten met verwekende werking toe te passen bij mensen die een gevoelige huid hebben, zoals mensen met diabetes mellitus. Dit vanwege het risico op mogelijke infecties. Vanuit dit uitgangspunt is de werkgroep van mening dat het gebruik ureum 20-40% door de verwekende werking mogelijk risico's met zich mee kan brengen. Zodoende dient men hier terughoudend mee te zijn. Omdat salicylzalf naast een verwekende werking een etsende werking kent, dient de toepassing hiervan bij personen met diabetes mellitus te worden afgeraden.

> Aanbevelingen

Het advies is om terughoudend te zijn in het gebruik van ureum 20-40% op voeten van personen met diabetes mellitus.

Het gebruik van salicylzalf op voeten van personen met diabetes mellitus wordt afgeraden.

Aanvullende notities

Interactie miconazol en acenocoumarol

Personen die onder behandeling zijn van de medisch pedicure kunnen ook onder behandeling zijn bij de trombosedienst. Bij deze groep is het belangrijk om rekening te houden met specifieke interacties tussen middelen die gebruikt worden door de medisch pedicure en de trombosedienst. Op basis van het *Farmacotherapeutisch kompas* van Zorginstituut Nederland mag het middel miconazol niet gebruikt worden als de persoon een antistollingsmiddel krijgt toegediend op basis van acenocoumarol: het effect van dit middel op de stollingstijd is te groot of te onvoorspelbaar.

Toepassing waterstofperoxide bij personen met DM

Bij het schoonmaken van de nagelomgeving en/of de huid bij personen met DM dient in verband met de kwetsbaarheid van de huid zorgvuldigheid in acht genomen te worden. Dit geldt in het bijzonder wanneer er sprake is van huidschade als gevolg van schimmelinfectie. De nagelomgeving dient schoongemaakt te worden met huidvriendelijke stoffen. Toepassing van aggressieve stoffen als waterstofperoxide (H_2O_2) (ongeacht percentage) dient vermeden te worden. Voor het uitspoelen van een gemaakte wond verdient een huidvriendelijk product zoals een fysiologische zoutoplossing de voorkeur.

5

Specialistische technieken

5.1   Specialistische technieken

❓ Uitgangsvragen
- Welke voorwaarden zijn noodzakelijk om technieken te kunnen en mogen toepassen bij een persoon met DM? En welke technieken komen vervolgens in aanmerking?
- Wat is de effectiviteit van een nagelbeugel op het reguleren van ingegroeide en ingroeiende nagels bij personen met diabetes mellitus?

In paragraaf 5.6 staat aanvullend een korte notitie over het gebruik van plaklagen bij antidrukmaterialen. Voor dit onderwerp is geen uitgangsvraag geformuleerd, maar gedurende het ontwikkelen van de herziene versie was er de behoefte om hier toch aandacht aan te besteden.

Inleiding

Dit hoofdstuk gaat over het gebruik van specifieke specialistische technieken aan de voet bij personen met DM. Dit zijn nagelregulatie, nagelreparatie, drukreguleringstechnieken en siliconentechniek. Ondanks een uitgebreide zoektocht naar wetenschappelijke literatuur over nagelregulatie- en -reparatietechnieken blijkt er geen literatuur voorhanden. Daarom volgt in dit hoofdstuk een beschrijving van nagelregulatie op basis van onder andere ervaringen van de werkgroep. Uitzondering hierop vormen de paragrafen 5.4 en 5.5; over drukregulering en siliconentechniek zijn wel artikelen verschenen.

In dit hoofdstuk wordt beschreven aan welke voorwaarden moet worden voldaan om de specialistische technieken veilig en verantwoord toe te kunnen passen bij een persoon met DM. Beschreven zal worden welke technieken en materialen geschikt zijn voor deze cliënten.

Personen met DM met een van de hierna genoemde belastende risico's kunnen behandeld worden met behulp van de genoemde technieken, na verzoek tot behandeling van de verwijzend arts:
- verlies protectieve sensibiliteit;
- perifeer arterieel vaatlijden (PAV);
- wond;
- ulcus;
- ontstekingsverschijnselen;
- atrofische huid;
- schimmelinfecties aan huid en/of nagels;
- eczeem;
- visusstoornis;
- beperkte beweeglijkheid van de gewrichten;
- obesitas waardoor men zelf niet meer voldoende zicht op de voeten heeft of er onvoldoende bij kan komen;
- slechte sociale omstandigheden;
- (beginnende) dementie;
- gebrek aan motivatie.

5.2   Nagelregulatie

Algemeen

```
Nagelregulatie
Het verbeteren en begeleiden van de (hyper)convexe pijnlijke nagelvorm of ingroeiende
nagels door middel van heveling.
```

Indicaties:
- Bij ingroeiende en/of pijnlijke nagels aan de voeten bij personen met DM die onder controle staan en bij wie geen sprake is van de hiervoor genoemde belastende risico's. Indien daar wel sprake van is, uitsluitend na verzoek tot behandeling van de verwijzend arts.

Absolute contra-indicaties:
- wond, ulcus, huiddefecten of ontstekingsverschijnselen aan de teen waarop de beugel geplaatst wordt;
- (beginnende) dementie, tenzij overleg plaatsvindt met partner of verzorgende.

De verschillende soorten nagelbeugels zijn opgenomen in ▸ bijlage 9
Advies met betrekking tot controle:
- altijd controle één week na plaatsing;
- bij roodheid of klachten beugel verwijderen en/of cliënt doorsturen naar verwijzend arts;
- vervolgens elke zes weken controleren.

> ❯ Aanbeveling
> Schriftelijke informatie wordt aan de cliënt meegegeven. Thuis kan men die dan nog
> eens nalezen waarop gelet moet worden (bijvoorbeeld roodheid of eventuele druk-
> plekjes). Kan de cliënt dit niet zelf dan kan de partner of verzorgende deze informatie
> nalezen; zie ▸ bijlage 6.

Wetenschappelijke onderbouwing

Uit de literatuursearch kwamen geen relevante studies naar voren die antwoord geven op de effectiviteit van de nagelbeugel.

Conclusie

Niveau 4	Er is gebrek aan bewijs voor de effectiviteit van een nagelbeugel op het reguleren van ingegroeide en ingroeiende nagels bij personen met diabetes mellitus.

Overige inzichten

Het reguleren van ingegroeide en ingroeiende nagels bij personen met diabetes mellitus kan op verschillende manieren aangepakt worden. Het gebruik van een nagelbeugel is een methode. Daarnaast kan ook gedacht worden aan het goed schoonmaken van de nagelwallen of de zijkanten van de nagels vrij laten liggen in de nagelplooi. Uit de literatuur is niet duidelijk geworden wat de effectiviteit van een nagelbeugel is op het reguleren van ingegroeide en ingroeiende nagels.

> **Aanbevelingen**

Voor het reguleren van zowel een pseudo unguis incarnatus als een unguis incarnatus incarnatus bij personen met diabetes mellitus start de behandeling met het schoon-houden van de nagelomgeving.

Indien het reinigen van de nagelomgeving niet het gewenste resultaat voor het reguleren van de pseudo unguis incarnatus geeft, wordt geadviseerd terughoudend te zijn in het gebruik van de nagelbeugel. Bij een unguis incarnatus mag alleen een nagelbeugel worden toegepast na verwijzing door de huisarts.

5.3   Nagelreparatie

Algemeen

┌─ Nagelreparatie ──
│ Het tijdelijk verbeteren en herstellen van de nagelplaatstructuur door middel van nagelrepa-
│ ratiematerialen bij personen met DM, met als doel een gezonde nageluitgroei te bewerkstel-
│ ligen.

Indicaties:
- Defecten aan de nagelplaat zoals scheuren en splijten van de nagel, ontbrekende nagelhoe-ken, of veel te korte nagels bij personen met DM die onder controle staan en bij wie geen sprake is van belastende factoren, genoemd in de inleiding van dit hoofdstuk.

Absolute contra-indicaties:
- wond, ulcus, huiddefecten of ontstekingsverschijnselen aan de teen en/of het nagelbed waarop de (gedeeltelijke) kunstnagel geplaatst wordt;
- overgevoeligheid voor de te gebruiken materialen.

Advies met betrekking tot controle:
- altijd één week na plaatsing;
- vervolgens iedere zes weken;
- bij roodheid en/of klachten de (gedeeltelijke) kunstnagel verwijderen en eventueel naar de verwijzend arts verwijzen.

NB:
- Er kunnen druklocaties ontstaan door gebruik van nagelreparatiematerialen.
- Er kan overgevoeligheid ontstaan voor een van de gebruikte materialen.

Voor een overzicht van de te gebruiken materialen, zie ▶ bijlage 10

> **Aanbevelingen**

Na het toepassen van nagelreparatietechnieken dienen de nagels zorgvuldig glad en goed afgerond afgewerkt te worden. Dit om drukplekken of huidbeschadigingen te voorkomen. Dit dient ook bij de controle te gebeuren.

Schriftelijke informatie wordt aan de cliënt meegegeven. Thuis kan men dan nog eens nalezen waarop gelet moet worden (bijvoorbeeld roodheid of eventuele drukplekjes). Kan de cliënt dit niet zelf dan kan de partner of verzorgende deze informatie nalezen; zie ► bijlage 8

5.4 Drukreguleringstechniek

Algemeen

> ┌─ Drukreguleringtechniek ───
>
> Het tijdelijk ontlasten (offloading) van (gedeelten) van de voet en/of tenen bij tekenen van verhoogde druk bij personen met DM.

Hierbij moet gekeken worden naar de gevoeligheid en conditie van de huid, de beweeglijkheid van de gewrichten en naar de invloed en de effecten van de gebruikte materialen.

Het gaat hier niet om de wondbehandeling zelf (die is voorbehouden aan gespecialiseerde wondbehandelaars), maar om de druk te verdelen rondom het ulcus of de wond, waarbij de wond verzorgd kan worden op aanwijzing van de arts.

Indicaties:

- ingroeiende teennagels;
- drukgevoelige locaties onder andere daar waar zich eelt en/of likdoorns bevinden en/of rode plekken aan de voet en tenen, zowel preventief als protectief na behandeling bij personen met DM die onder controle staan en waarbij geen sprake is van één of meer belastende risico's. Indien daarvan wel sprake is, uitsluitend toepassen na verzoek tot behandeling van de verwijzend arts.
- wond of ulcus uitsluitend op verzoek van een arts wanneer de medisch pedicure werkzaam is binnen een multidisciplinair voetenteam.

Indien bij het drukvrij leggen van de wond niet wordt voldaan aan de genoemde voorwaarde, dan is de wond/ulcus een contra-indicatie.

Absolute contra-indicaties:

- defecte huid in het gebied waar het drukreguleringsmateriaal geplakt moet worden;
- (beginnende) dementie tenzij overleg plaats vindt met partner of verzorgende;
- allergie voor te gebruiken pleistermateriaal of kleeflaag.

De medisch pedicure zal een gevoelige nagelwal tamponneren en hiervoor geschikte materialen gebruiken, zoals Copoline of met zalf geïmpregneerd gaas. In geval er Copoline gebruikt wordt, dient er achteraf opnieuw gedesinfecteerd te worden.

Advies met betrekking tot controle:

- altijd na een week;
- vervolgens controle na twee weken.

> **Aanbevelingen**
> Gebruik geen gaas, watjes, verband of likdoornringetjes ter bescherming van de voet. Dit wordt bij te veel druk bij de gevoelloze voet niet waargenomen en neemt ruimte in waardoor nieuwe drukplekken en ulcera kunnen ontstaan.
>   Bij drukreguleringsmaterialen die op de voet geplakt moeten worden, is het beter die te verwijderen na het douchen (plaklaag laat gemakkelijker los).
>   Ingeval van een ulcus dient de medisch pedicure zich te houden aan de afspraken binnen het specialistisch voetenteam.
>   Let bij het toepassen van drukreguleringstechnieken altijd op de ruimte die ingenomen wordt in de schoenen en maak het materiaal goed passend op de voet, rekening houdend met de anatomische structuren.
>   Schriftelijke informatie wordt aan de cliënt meegegeven. Thuis kan men dan nog eens nalezen waarop gelet moet worden (bijvoorbeeld roodheid of eventuele drukplekjes). Kan de cliënt dit niet zelf dan kan de partner of verzorgende deze informatie nalezen; zie ▶ bijlage 7

De voor- en nadelen van de verschillende materialen zijn opgenomen in een lijst (▶ bijlage 11).

Wetenschappelijke onderbouwing

Zowel Spencer (2000), Bus (2008) en Van Schie (2005; 2008) bevestigen dat drukregulering of offloading van groot belang is voor de preventie van het ontstaan van diabetische voetulcera. Naast het verwijderen van eelt, het dragen van gepolsterde sokken (Garrow, 2005) en het verzorgen van de huid, is het beschermen van de huid door drukvermindering op kwetsbare plaatsen van belang. Bus (2008) en Pinzur (2005) geven daarbij aan dat plaatselijke drukontlasting betekent dat er elders op de voet een vermeerdering van druk op zal treden en dat behandelaars hier rekening mee moeten houden.

Conclusie

Niveau 1	Alle middelen die aangewend worden om druk te verminderen, moeten perfect passend zijn. Spencer (2000)

5.5   Siliconentechniek

Algemeen

> **Antidrukmaterialen**
> Het tijdelijk of blijvend ontlasten van de tenen of aangrenzende voetgedeelten bij verhoogde druk of bij een afwijkende teenstand bij personen met DM.

Indicaties:
- Een orthese wordt gemaakt voor rode/drukgevoelige plaatsen aan of tussen de tenen en bij afwijkende teenstanden bij personen met DM die onder controle staan en bij wie geen sprake is van één of meer belastende risico's. Indien daar wel sprake van is, wordt een siliconenorthese uitsluitend gemaakt na verzoek tot behandeling van een verwijzend arts.

Absolute contra-indicaties:

- een defecte huid in het gebied waar de siliconenorthese gedragen moet worden;
- (beginnende) dementie, tenzij overleg plaatsvindt met partner of verzorgende;
- allergie voor het materiaal.

Een orthese kan na de behandeling tijdelijk of langdurig tot blijvend door de cliënt gedragen worden. De medisch pedicure kan een drukregulerende orthese maken met een preventief of protectief karakter. Hierbij moet gekeken worden naar de gevoeligheid en conditie van de huid, de beweeglijkheid van de gewrichten en naar de invloed en de effecten die de gebruikte materialen hebben. De ruimte die een orthese inneemt in de schoen is van significant belang. Bovendien dient de siliconenorthese altijd glad geslepen te zijn, en moeten randen dun en op nul geslepen zijn.

Ook moet er rekening gehouden worden met eventueel aanwezige risicofactoren, zoals een atrofische huid, verlies van protectieve sensibiliteit en/of perifeer arterieel vaatlijden. Dit in verband met de kans op het ontstaan van een drukplek, indien de orthese te dik is of niet goed past.

Afhankelijk van het doel dat men wil bereiken, kan men kiezen tussen verschillende hardheden (shorewaarden) van het orthesemateriaal.

Shorewaarde

Shorewaarde

Een waarde die de oppervlaktehardheid weergeeft van een materiaal, ofwel de weerstand van een materiaal, gemeten door middel van puntbelasting. In dit geval is het materiaal siliconen.

Een van de vele manieren om de hardheid te bepalen is door middel van een zogenoemde durometer, ontwikkeld door A.F. Shore. De term durometer kan zowel verwijzen naar het instrument als naar de gemeten waarde.

Door middel van een gestandaardiseerde testmethode (ASTM D2240 en ISO 868) wordt met behulp van de durometer de weerstand gemeten van de oppervlakte van het materiaal. De weerstand is afhankelijk van de hardheid van het materiaal, de visco-elastische eigenschappen van het materiaal, de vorm van de staaf waarmee de kracht wordt uitgeoefend en de duur van de test.

De gemeten waarde worden uitgedrukt in durometer (shore) en ligt tussen de 0 en 100. Als de indruk maximaal is, dan is de shorewaarde 0. Is het siliconenmateriaal echter zo hard dat het helemaal niet ingedrukt kan worden, dan spreekt men van een shorewaarde van 100. Bij het werken met siliconenmaterialen voor de voeten wordt gewerkt met een maximale hardheid van 40 shore (voor medisch pedicures is het materiaal in deze hardheden vrij verkrijgbaar).

De functie van de orthese bepaalt de keuze die de medisch pedicure maakt ten aanzien van het siliconenmateriaal. De drukregulerende orthese met een uitsluitend ontlastende functie wordt van een zacht tot superzacht siliconenmateriaal gemaakt, terwijl de corrigerende orthese van een wat hardere siliconensoort gemaakt wordt. De shorewaarde bepaalt in welke mate het siliconenmateriaal bijdraagt aan correctie of uitsluitend ontlastend dan wel drukregulerend werkt.

Advies met betrekking tot controle:

- altijd na een week;
- vervolgens controle na twee weken indien belastende factoren aanwezig;
- daarna minimaal elke zes weken.

> **Aanbevelingen**
> Kies gefundeerd voor een bepaalde shorewaarde, waarbij altijd de huidconditie in ogenschouw genomen moet worden.
>   Voor het verminderen van de plantaire druk, evenals de dorsale en interdigitale druk, dient altijd het eelt verwijderd te zijn alvorens de orthese te dragen.
>   Schriftelijke informatie wordt aan de cliënt meegegeven. Thuis kan men dan nog eens nalezen waar op gelet moet worden (bijvoorbeeld roodheid of eventuele drukplekjes). Kan de cliënt dit niet zelf, dan kan de partner of verzorgende deze informatie nalezen; zie ▶ bijlage 5.
>   Let op de hoeveelheid ruimte die door de orthese in de schoen ingenomen wordt.

Wetenschappelijke onderbouwing

Slater et al. (2006) beschrijven een onderzoek naar verminderde druk door het verwijderen van eelt en het dragen van een siliconenorthese. Veertien patiënten met eelt aan de teen werden onderzocht. Bij elke patiënt nam men de teen met de meeste druk. De druk voor de behandeling was $2,80 \pm 0,7$ kg/cm². Bij gebruik van de orthese alleen werd de druk teruggebracht tot $1,95 \pm 0,65$ kg/cm²; $p < 0,05$ (30%).

Het verwijderen van eelt bracht de druk terug tot $1,99 \pm 0,76$ kg/cm²; $p < 0,05$ (29%). Het meeste effect om tot vermindering van druk te komen, is wanneer beide behandelingen gedaan worden. De verminderde druk werd dan $1,28 \pm 0,61$ kg/cm²; $p < 0,01$ (54%).

Conclusie

Niveau 3	Verwijdering van eelt samen met het dragen van een orthese aan de teen geeft een aantoonbare vermindering van druk. Dit is van belang omdat plantaire druk op de teen een risico tot ontstaan van een ulcus met zich meebrengt. Slater et al. (2006)

Overige overwegingen

Het onderzoek van Slater et al. is beperkt tot plantaire druk.

5.6   Aanvullende notitie: gebruik plaklagen antidrukmaterialen

In de praktijk wordt bij de toepassing van antidrukmaterialen gebruikgemaakt van plaklagen met verschillende bases, waaronder een hypoallergene plaklaag (Hapla) en een zinkoxydeplaklaag (Zopla). In de praktijk is de ervaring dat middelen met een hypoallergene plaklaag huidvriendelijker zijn dan de materialen met de zinkoxydeplaklaag. Deze laatste kan bijwerkingen geven als roodheid, irritatie of beschadiging van de huid. Alle plaklagen kunnen bijwerkingen geven, dus frequent plakken wordt afgeraden.

Nazorg: preventie, educatie, emotionele aspecten en organisatie van zorg

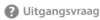 Uitgangsvraag

Wat moet er aan de nazorg toegevoegd worden indien er sprake is van een persoon met DM?

6.1   Inleiding

De persoon met DM loopt het gevaar voetproblemen te ontwikkelen, met als meest gevreesde de zogenoemde 'diabetische voet'. Preventie dient gericht te zijn op het voorkomen van diabetische voetproblemen. Dit is te bereiken door risicofactoren te verkleinen of uit te sluiten en door vroegtijdige signalering van voetproblemen.

In hoofdstuk 1 staan symptomen van DM, risicofactoren en de gevolgen voor de voeten beschreven. Het voetonderzoek en de behandeling staan beschreven in hoofdstuk 2 en 3. Dit hoofdstuk beschrijft de preventie en onderdelen daarvan: educatie, emotionele aspecten en de organisatie van de zorg. Deze onderdelen staan apart beschreven om ze als accenten toe te kunnen lichten. Het zal echter duidelijk zijn dat ze met elkaar verweven zijn tot een onlosmakelijk geheel: de preventie.

6.2   Preventie

Merck Manual Medisch handboek vermeldt: 'Preventieve geneeskunde richt zich op voorkoming van ziekten en diagnose van ziekten in een vroeg stadium, wanneer er vaak nog geen symptomen zijn en de kans op herstel het grootst is. Dit medisch specialisme richt zich op bevordering van de gezondheid en verkleining van de gezondheidsrisico's, door middel van specifieke maatregelen om ziekte, invaliditeit en voortijdig overlijden tegen te gaan.

Preventieve geneeskunde is in sterke mate afhankelijk van het risicoprofiel: het risico om een bepaalde ziekte te krijgen op basis van factoren als leeftijd, geslacht, ziekten in de familie, levensstijl en fysieke en sociale omgeving. Mensen die zich bewust zijn van de risico's op basis van hun risicoprofiel kunnen maatregelen nemen om deze risico's te verkleinen.'

Preventie kan op drie niveaus plaatsvinden:

1. Primaire preventie is erop gericht te voorkomen dat de aandoening zich manifesteert, veelal door de risicofactoren voor een gezondheidsprobleem te verkleinen of uit te sluiten. Vaccinatie, chemopreventie en voorlichting zijn vormen van primaire preventie. Welk type primaire preventieve zorg wordt verstrekt, hangt af van de gezondheid en het risicoprofiel van de betreffende persoon.

2. Secundaire preventie richt zich op vroegtijdige ontdekking en behandeling van de aandoening, vaak nog voor er symptomen zijn. Daardoor wordt het risico van een ongunstige afloop geminimaliseerd. Secundaire preventie kan plaatsvinden in de vorm van een bevolkingsonderzoek, bijvoorbeeld mammografie voor opsporing van borstkanker.

3. Tertiaire preventie houdt een bestaande, meestal chronische aandoening onder controle om verder functieverlies te voorkomen. Tertiaire preventie bij mensen met diabetes mellitus bijvoorbeeld is gericht op nauwlettende controle van de bloedglucosespiegel, optimale huidverzorging en het nemen van voldoende lichaamsbeweging om hart- en vaatziekten te voorkomen.

Preventie kan de algehele gezondheidstoestand verbeteren en biedt kansen om de kosten van de gezondheidszorg terug te dringen.

Pogingen door de gezondheidszorg om mensen te stimuleren een gezondere levensstijl te kiezen, zijn minder succesvol dan vaccinatieprogramma's en bevolkingsonderzoek.

Wetenschappelijke onderbouwing

De *Richtlijn Diabetische voet* vermeldt de vijf hoekstenen in de preventie van een voetulcus (NIV, 2006):
1. jaarlijks onderzoek en herkenning van de voet met een verhoogd risico;
2. gericht voetonderzoek bij personen met DM met een verhoogd risico;
3. schoeisel en andere hulpmiddelen bij abnormale belasting van de voet;
4. follow-up en educatie afhankelijk van het risicoprofiel;
5. regelmatige voetzorg bij verhoogd risico.

Van Putten benadrukt in haar boek *Voeten en diabetes* het nut van goed schoeisel en het gevaar van mechanische stress: 'In het kader van mechanische stress is het van belang te weten, dat zeker 70% van alle diabetische wonden veroorzaakt wordt door het dragen van niet-passend schoeisel en/of sokken. Dit heeft vooral ook weer te maken met de combinatie met sensibele neuropathie.' (Van Putten, 2002).

In de *Richtlijn Diabetische voet* wordt ingegaan op schoeisel en andere hulpmiddelen bij abnormale belasting van de voet (NIV, 2006). Het schoeisel van patiënten met sensibiliteits-verlies en/of perifeer arterieel vaatlijden dient regelmatig (minimaal bij de voetcontroles) onder-zocht te worden. Vaak is de schoen de directe aanleiding of een onderhoudende factor voor een ulcus. De schoen moet goed passen. De binnenzijde van de schoen moet ongeveer 1 centimeter langer zijn dan de langste teen. De breedte van de schoen/zool moet gelijk zijn aan de breedte van de voet, vooral ter plekke van de metatarsofalangeale gewrichten. De schoen dient hoog genoeg te zijn om ruimte te kunnen bieden aan eventuele standsafwijkingen van de tenen. De pasvorm kan het beste in staande houding geëvalueerd worden, bij voorkeur op het einde van de dag. Als in commercieel schoeisel de pasvorm te strak is door deformiteiten, of als er tekenen zijn van abnormale belasting van de voet (bijvoorbeeld hyperemie of eelt) dient de patiënt verwezen te worden naar een medisch specialist (revalidatiearts of orthopedisch chirurg), die aangepast schoeisel kan voorschrijven. Bij patiënten met een doorgemaakt ulcus, maar zonder voetdefor-miteiten die orthopedisch schoeisel vereisen, kan men semiorthopedisch schoeisel toepassen. Bij het ruw inschatten van de plantaire drukverdeling en het bepalen van de maatvoering van een inlegzool of schoen kunnen blauwdrukapparaten of een carbonafdruk op papier gebruikt wor-den. Meer kwantitatieve informatie over plantaire druk wordt verkregen met behulp van een elektronisch drukplatform. Nadeel van deze technieken is dat zij geen informatie verschaffen over de belasting tijdens het lopen met schoeisel. Op basis van klinisch onderzoek kan bij patiënten met sensibiliteitsverlies een groot aantal ernstig verhoogde drukken ongeïdentificeerd blijven en lage drukken als potentieel hoog geschat worden. Mogelijk zijn plantaire voetdruk-metingen met meetinlegzolen effectiever voor het identificeren van voetzoolregio's met ver-hoogde druk tijdens het lopen.

Een siliconen teenorthese kan toegepast worden om overmatige druk op tenen, door stands-afwijkingen of prominerende botdelen, te verminderen. Na amputatie van één of meer tenen kan de vrijgekomen ruimte worden opgevuld met een siliconen teenprothese om standsafwijkingen en drukulcera van de resterende tenen te voorkomen. Kritieke ischemie is een relatieve contra-indicatie. De orthesen/prothesen dienen door iemand met expertise gemaakt te worden wegens het risico op drukulcera bij sensibiliteitsverlies. Bij patiënten met een verhoogd risico kunnen sokken met polstering ter hoogte van de hielen en voorvoeten zinvol zijn. Een therapeutische elastische kous kan toegepast worden bij oedeem als dit problemen geeft met de pasvorm van schoeisel, waarbij kritieke ischemie een contra-indicatie is. Bij gebruik van al deze hulpmiddelen dient er voldoende ruimte in het schoeisel te zijn.

Overige overwegingen

Het is niet altijd bekend of er bij de cliënt sprake is van DM. Toch is alertheid op die mogelijkheid noodzakelijk. DM ontwikkelt zich via jarenlange kleine symptomatologie naar specifiekere diabetessymptomen. Dit geeft tevens de kans om therapeutisch in te grijpen, mits de vroeg optredende symptomen/klachten gehoord en gezien worden.

In onze hectische 24-uurs-economie kunnen we blootgesteld zijn aan chronische stress. Bij stress komt het hormoon cortisol vrij. Cortisol geeft een verhoging van glucose in het bloed, waarop een insulinereactie volgt. Indien er al een diabetesaanleg is, wordt deze hierdoor versterkt. Chronische fysieke en psychische overbelasting is een aandachtspunt binnen de preventie (Couwenbergh, 2005).

De medisch pedicure heeft regelmatig een halfuur of langer contact met de cliënt en is daarbij vaak een vertrouwenspersoon. Zij heeft een signaleringsfunctie.

> **Aanbevelingen**
> Het is van belang om juist de vroege symptomen van een zich ontwikkelende DM te herkennen om de complicaties te voorkomen.
>   De medisch pedicure kent de belangen van preventie. Bij elk contact met de cliënt heeft zij een signaleringsfunctie betreffende symptomen en factoren die een bedreiging zouden kunnen vormen voor de gezondheid van de voet.

Informatie over complicaties ten gevolge van inadequate schoenen/sokken/TEK

Therapeutisch elastische kousen (TEK) kunnen leiden tot lokaal verhoogde druk. Kousen die om de tenen heen sluiten kunnen leiden tot (pseudo) unguis incarnatus en/of andere complicaties, met name interdigitale drukplekken. Kousen zonder teenstuk kunnen leiden tot callus/clavi van de digiti (met name digitus 5) en kunnen stuwing veroorzaken. Aantoonbare verhoogde druk als gevolg van de TEK dient voorkomen te worden. Bij signalering van drukplekken is het wenselijk dat de medisch pedicure contact opneemt met de behandelende discipline.

> **Aanbeveling**
> Bij het dragen van therapeutisch elastische kousen door personen met diabetes mellitus wordt de medisch pedicure geadviseerd om bij signalering van drukplekken contact op te nemen met de behandelende discipline.

6.3 Educatie

Wetenschappelijke onderbouwing

Anichini et al. (2007) tonen door middel van studie aan dat hantering van de *International Consensus of the Diabetic Foot* (ICDF) de voetzorg kan verbeteren. De sleutel hiertoe blijkt effectieve educatie, vroege detectie van risicofactoren en gekwalificeerde behandeling door de specialisten van het voetenteam.

Educatie verandert in positieve zin de kennis en het gedrag van personen met diabetes mellitus betreffende zelfonderzoek en verzorging van de voeten. Valk et al. (2005) echter beschrijven een onderzoek naar het effect van educatie om ulceraties bij personen met DM te voorkomen. De auteurs concluderen dat er een zwak bewijs is voor de stelling dat educatie leidt tot vermindering van ulceraties en amputaties, speciaal bij hoogrisicocliënten.

Bell et al. (2005) onderzochten de zelfstandige voetverzorging bij plattelandsouderen met DM. Deze studie toont een lage mate van zelfstandige voetzorg aan bij een plattelandsbevolking met een laag inkomen. Educatie blijkt aan te zetten tot betere zelfzorg.

Corbett et al. (2003) deden onderzoek naar de effectiviteit van educatie bij personen met DM. De conclusie is dat korte individuele educatie de kwaliteit van zelfzorg verhoogt en het aantal complicaties aan de voet verlaagt.

Volgens de *Richtlijn Diabetische voet* dienen alle personen met DM jaarlijks algemene voorlichting te krijgen over voetproblemen (NIV, 2006). Herhaling is daarbij belangrijk. Het is essentieel te controleren of de persoon de informatie heeft begrepen en gemotiveerd is om het geleerde toe te passen. De richtlijn geeft het belang aan van eenduidige en aanvullende educatie binnen de expertises van de ketenzorg.

Conclusies

Niveau 3	Toepassing van de ICDF kan de voetzorg verbeteren. Belangrijk blijken effectieve educatie, vroege detectie van risicofactoren en gekwalificeerde behandeling door de specialisten van het voetenteam. Anichini et al. (2007)
Niveau 1	Het bewijs dat educatie leidt tot minder ulceraties en amputaties is zwak. De onderzoeken hiernaar zijn van onvoldoende kwaliteit. Valk et al. (2007)
Niveau 3	Educatie lijkt aan te zetten tot betere zelfzorg. Bell et al. (2005)
Niveau 3	Korte individuele educatie verhoogt de kwaliteit van zelfzorg en vermindert het optreden van nieuwe complicaties aan de voet. Corbett et al. (2003)
Niveau 4	Herhaling, eenduidigheid en controle of de educatie is begrepen, zijn essentieel binnen de ketenzorg. NIV (2006)

Overige overwegingen

Op langere termijn blijkt het positieve effect van educatie op kennis en gedrag te verdwijnen. Veel educatieprogramma's zijn gericht op kennis en gedrag, echter niet op het begrijpen van de ziekte, de gevolgen ervan en de emotionele reactie op de complicaties. Mogelijk verdwijnt de gewenste gedragsverandering of komt deze niet tot stand doordat zorgverleners te weinig aandacht geven aan deze aspecten. In de praktijk van de medisch pedicure vragen personen met DM met regelmaat om educatie. Zij geven aan behoefte te hebben aan persoonlijke aandacht, begrijpelijke uitleg en voldoende tijd hiervoor.

> **Aanbeveling**
> De werkgroep is van mening dat regelmatige individuele educatie helpt om de con-
> ditie van de voet op peil te houden dan wel te verbeteren. Het begrijpen van de ziekte,
> de gevolgen ervan en de emotionele reacties zijn belangrijke aandachtspunten. De
> medisch pedicure heeft regelmatig een halfuur of langer contact met de cliënt. Hier-
> door is zij de aangewezen persoon om de cliënt met DM uitleg te geven over en te
> motiveren tot voetverzorging.

Onderwerpen voor educatie (NIV, 2006) die ook voor de medisch pedicure relevant zijn:

1. Bij gevoelloosheid werken gewone alarmsignalen zoals pijn onvoldoende om een wondje of ontsteking op tijd zelf op te merken.
2. Bij het ontstaan van wondjes moet direct contact opgenomen worden met de behandelend arts.
3. Bekijk dagelijks de voeten. Let op roodheid, blaren, wondjes, eeltvorming en kloven. Als dit niet goed lukt, overleg met de behandelend arts of verpleegkundige en vraag zo nodig een huisgenoot dit te doen.
4. De voeten worden dagelijks gewassen, waarbij te koud of juist te warm water moet worden vermeden. De voeten worden goed maar voorzichtig deppend afgedroogd en ingewreven met een dunne olie of voetcrème, echter niet tussen de tenen. Let speciaal op de ruimte tussen de 3e/4e en 4e/5e teen om te zien of er kloofjes of schilfers zijn en overleg met de behandelend arts of verpleegkundige.
5. Gebruik in bed nooit een kruik.
6. Nagels mogen alleen recht worden afgeknipt om ingegroeide teennagels te voorkomen.
7. Eelt en likdoorns dienen verwijderd te worden, maar alleen door een podotherapeut of pedicure met diabetesaantekening. Geen likdoornpleisters gebruiken.
8. Loop binnen en buitenshuis zo veel mogelijk op schoenen.
9. Alleen het schoeisel dat geadviseerd is door de behandelaar dient te worden gedragen. Dit moet altijd gebeuren, ook binnenshuis.
10. Inspecteer de schoenen dagelijks voor het dragen op steentjes, richels, stiknaden of andere zaken en klop ze dagelijks voor gebruik uit.
11. Koop nieuwe schoenen aan het einde van de dag, omdat de voeten dan het meest zijn opgezet en loop ze geleidelijk in.
12. Doordat de voeten aan het einde van de dag zijn opgezet, kan het zelfs nodig zijn om dan een grotere maat te dragen.
13. Gebruik geen gaas, watjes, verband of likdoornringen ter bescherming van de voet. Een gevoelloze voet voelt dit niet, maar deze zaken nemen ruimte in en kunnen nieuwe druk-plekken en wondjes geven.
14. Indien er een wondje wordt gemaakt tijdens de instrumentele behandeling, dient een wond-verzorging conform de Code van het Voetverzorgingsbedrijf plaats te vinden. De huid moet worden afgeplakt met huidvriendelijke materialen en er dient controle op de genezing te zijn. Bij verdenking van PAV of een vastgestelde diagnose dient binnen twee tot drie dagen herbeoordeling plaats te vinden ten behoeve van de genezingstendens. In andere gevallen kan de partner/huisgenoot eventueel de controle uitvoeren en de cliënt kan de uitkomst telefonisch doorgeven aan de medisch pedicure. Indien genezing onvoldoende is, dan moet de cliënt worden doorverwezen naar de huisarts.
15. Voetbaden dienen te allen tijde te worden afgeraden.
16. Het knippen van de nagels, verwijderen van eelt en likdoorns en behandelen van kloven dient bij voorkeur door de medisch pedicure te gebeuren.

17. Met betrekking tot stimulering van zelfmanagement dient de persoon, mits deze hier fysiek en psychisch voldoende toe in staat is, te worden geadviseerd om de nagels recht af te knippen.
18. De voeten en schoenen dienen te worden opgemeten bij de aankoop van nieuwe schoenen. De medisch pedicure kan de voeten opmeten en eventueel een omtrek van de voeten mee-geven die de cliënt kan gebruiken bij het aanschaffen van nieuwe schoenen.
19. Kousen en sokken en/of TEK mogen geen strakke boorden, naden en/of sierstiksel bevatten. De kousen/sokken dienen niet te wijd te zijn. Iedere vorm van druk veroorzaakt door kou-sen/sokken/TEK dient te worden voorkomen. Pantykousen dienen binnenstebuiten te wor-den gedragen zodat de naden geen drukplekken kunnen veroorzaken.

6.4 Emotionele aspecten

Wetenschappelijke onderbouwing

Peters et al. (2005) deden een studie naar de invloed van fysieke, psychologische en sociale factoren op het ontstaan van infectie van de onderste extremiteiten. Uit deze studie kwam naar voren dat eerdere amputatie, perifeer vaatlijden en perifere neuropathie de grootste risicofacto-ren waren voor het ontstaan van voetinfecties. Socio-economische status of kennis van de voet-zorg bleek een minder belangrijk risico.

Van Putten meldt in haar boek *Voeten en diabetes* dat er emotioneel veel gebeurt bij iedereen die geconfronteerd wordt met een levenslange ziekte. Pas als de persoon met DM de eerste emoties goed heeft verwerkt, kan de voorlichting beginnen – eerder heeft weinig zin (Van Putten, 2002).

Conclusies

Niveau 3	Fysieke risicofactoren leiden eerder tot voetinfecties dan de socio-economische status of kennis van de voetzorg. Peters et al. (2005)
Niveau 4	Geconfronteerd worden met de diagnose DM is een emotionele gebeurtenis. Zonder aandacht hiervoor heeft educatie geen zin. Van Putten (2002)

Overige overwegingen

Fysieke aspecten lijken allereerst de aandacht te hebben. In de praktijk wordt de medisch pedi-cure echter ook geconfronteerd met diverse emotionele aspecten bij de persoon met DM, zoals gebrek aan zelfvertrouwen, onzekerheid, verdriet en angst, vooral voor complicaties aan ogen en voeten.

❯ Aanbevelingen

De werkgroep is van mening dat personen met DM gebaat zijn bij aandacht en tijd voor hun emotionele vragen en problemen. De medisch pedicure stelt zich begrij-pend en invoelend op. Dit is een voorwaarde voor een vertrouwelijke relatie, met daarin ruimte voor educatie.

De medisch pedicure geeft inzicht in de ziekte en motiveert tot voetverzorging en therapietrouw. Emotionele aspecten en educatie vormen een samenhangend geheel. Aandacht hiervoor is een continu proces.

6.5   Organisatie van zorg

Goede multidisciplinaire organisatie en samenwerking leveren goede diabeteszorg. De LESA meldt hierover dat afstemming in de eerste lijn resulteert in een rond de patiënt georganiseerde keten waarmee goede diabeteszorg wordt gegarandeerd, gebaseerd op de bestaande richtlijnen.

Plaats in de ketenzorg

Het takenpakket van de medisch pedicure geeft haar een plaats in de ketenzorg en de multidisciplinaire aanpak van voetproblemen bij personen met DM.

 Aanbeveling
De medisch pedicure dient zich bewust te zijn van haar positie binnen de ketenzorg, waarin zij een functie heeft betreffende de preventie, screening en behandeling.

Behandelinterval

Wetenschappelijke onderbouwing
De *Richtlijn Diabetische voet* geeft aan dat bij alle personen met DM minstens eenmaal per jaar de voeten onderzocht moeten worden door een daartoe geschoolde zorgverlener (NIV, 2006).
De protectieve sensibiliteit wordt onderzocht met behulp van een 10 gram Semmes-Weinstein-monofilament (Apelqvist et al., 2000; NVN/NVKNF, 2005); zie ▶ bijlage 1. Gebruik van een gemodificeerde Sims classificatie kan een inschatting geven van de kans op een ulcus en dient tevens als leidraad voor de controlefrequentie (Peters et al. 2005; Armstrong 1998). De Sims classificatie is weergegeven in hoofdstuk 1.

Conclusie

Niveau 4	Er is geen literatuur gevonden waarin een gewenst behandelinterval genoemd wordt.

Overige overwegingen
De medisch pedicure bepaalt het behandelinterval naar eigen inzicht. Zij let hierbij op de individuele fysieke, psychische en sociale omstandigheden van de persoon met DM en is gericht op samenwerking met de cliënt. Bij psychische omstandigheden spelen bijvoorbeeld onzekerheid, angst en motivatie een rol bij het bepalen van het interval. Sociale omstandigheden zijn onder andere het leefpatroon en de ondersteuning uit de directe omgeving van de persoon met DM. Voor het tijdig signaleren van complicaties, dient de behandelfrequentie per cliënt beoordeeld te worden.

 Aanbeveling
Het wordt aanbevolen om bij personen met diabete mellitus de behandelfrequentie per cliënt te beoordelen.

Verslaglegging

Het cliëntendossier bestaat uit het behandelverslag, het screeningsformulier (zie bijlage 3 voor dit laatste) en een eventuele verwijsbrief. In het behandelverslag staat de situatie van de cliënt per contact overzichtelijk beschreven. Overzicht op gezondheidsprocessen van de persoon, al dan niet met diabetes mellitus, helpt de medisch pedicure bij het bepalen van het zorgbeleid.

> ❯ **Aanbevelingen**
> Het gehele consult dient nauwkeurig te worden bijgehouden (wettelijke verplichting). Een behandelverslag is gebaseerd op anamnese, voetonderzoek, screening, behandeling, educatie, evaluatie, adviezen en conclusie. Het verslag dient gezien te worden als een persoonlijk patiëntendossier (zie Code van het Voetverzorgingsbedrijf).

Communicatie

Wetenschappelijke onderbouwing

Neijens et al. (2005) onderzochten de positie van de pedicure in de ketenzorg. Hieruit bleek de noodzaak tot het tot stand brengen van een werkverhouding tussen verwijzer en pedicure om de kwaliteit van de voetzorg en preventie te verhogen. Deze noodzaak leidde tot uitvoering van de pilot *Next Step Forward* en ontwikkeling van een verwijs- en rapportageformulier. In deze pilot werd geconcludeerd dat schriftelijke ondersteuning van de mondelinge verwijzing naar de pedicure een meerwaarde heeft voor de ketenzorg. Daarnaast bleek dat gestructureerde communicatie de kwaliteit van voetverzorging en voetbehandeling verbetert. Gestructureerde verwijzing naar de pedicure heeft effect op de opvolging van voetzorgadviezen door de patiënt.

Conclusie

Niveau 4	Doelmatige communicatie en actieve betrokkenheid van de gekwalificeerde pedicure verhogen de kwaliteit van de ketenzorg voor personen met DM. Neijens et al. (2005)

Overige overwegingen

Duidelijke communicatie is noodzakelijk binnen de ketenzorg. Het cliëntendossier is daarbij een goede ondersteuning. Een standaardverwijsformulier zou bij kunnen dragen aan de kwaliteit van de communicatie. Een voorbeeld is opgenomen in ▶ bijlage 12. Redenen van doorverwijzen kunnen van somatische, psychische en sociale aard zijn.

> ❯ **Aanbevelingen**
> De werkgroep is van mening dat doorverwijzing, communicatie en rapportage essentieel zijn binnen de ketenzorg. Voor doorverwijzing naar een andere discipline is het gebruik van een standaardformulier gewenst. Dit formulier omvat ten minste de volgende informatie:
> - omschrijving;
> - duur van de klacht;
> - (vermoedelijke) oorzaak;
> - bevindingen;

- uitgevoerde behandeling;
- vraagstelling;
- verzoek om reactie.

De medisch pedicure dient haar eigen grenzen te bewaken en verwijst tijdig door naar andere disciplines. Zij werkt ethisch verantwoord en stelt de gezondheid van de cliënt voorop.

Rapporteren is een essentieel onderdeel van de werkzaamheden van de medisch pedicure. Na iedere behandeling rapporteert de medisch pedicure aan de verwijzer of via het EPD.

Samenwerking met de cliënt

Vanuit overheidswege is een verschuiving in de zorg ingezet. Enerzijds betekent dit dat zorg onder andere wordt geleverd vanuit de keten, waarbinnen diverse disciplines met elkaar samenwerken. De medisch pedicure wordt hiermee veelal een schakel in de keten waardoor samenwerking en rapportage aan ketenpartners belangrijker zijn geworden. Anderzijds wordt erop aangestuurd dat de persoon regie voert over eigen zorg en dat er minder zorg wordt afgenomen. Hierbij is veel aandacht voor educatie die bijdraagt aan een beter zelfmanagement.

> Aanbeveling
De medisch pedicure stimuleert de patiënt tot zelfmanagement waarbij zij gebruikmaakt van duidelijke communicatie in woord en schrift. Hierbij wordt het takenpakket van de medisch pedicure en de rol van de patiënt in de eigen voetzorg besproken.

Richtlijnen behandeling van voeten van personen met een reumatische aandoening

Aandachtspunten voor de preventie en voetbehandeling van de reumatische voet door de medisch pedicure

7.1   Verwijzing

> **Risicovoet**
>
> Een risicovoet is een voet die ten gevolge van
> - een onderliggende aandoening/ziekte;
> - wondgenezingsproblematiek;
> - bloedstollingsstoornis;
> - verstoorde immuniteit
>
> een risico heeft op gevoelsstoornissen en/of complicaties van de huid, nagels en stand van de voeten.

De behandeling van voeten van personen met een reumatische aandoening, ofwel risicovoeten, kan door de medisch pedicure plaatsvinden zonder verwijzing. Een verwijzing is wel noodzakelijk bij de behandeling van een voet met de volgende belastende risico's:
- een ulcus;
- ontstekingsverschijnselen;
- paronychia;
- unguis incarnatus;
- subunguïnaal hematoom;
- vasculitis;
- neurovasculair clavus.

7.2   Anamnese

Vraag altijd naar het volgende:
- medische diagnose;
- pijn, vermoeidheid, ochtendstijfheid.

Wanneer de diagnose 'reumatische aandoening' gesteld is:
- wie de behandelend arts is;
- medicatie;
- operatie(s).

7.3   Onderzoek van de voet van een persoon met een reumatische aandoening

Tussen vierkante haken […] staan de gewenste behandelaren. Indien verwijzing noodzakelijk is, verwijst de medisch pedicure altijd eerst naar de huisarts of de behandelend arts.
Onderzoek:
- inspectie van:
  - voetvormafwijkingen zoals holle of platte voet, klauw- of hamertenen te constateren bij inspectie en/of met dynamische blauwdruk [bij intacte huid en bescherming: medisch pedicure; bij ulcera en/of correctie: podotherapeut; bij ontstekingsbeelden: arts];
  - eelt [medisch pedicure; alleen bij verdenking op ulcus onder het eelt: podotherapeut];

- roodheid (alarm!) en andere huidproblemen te constateren bij inspectie en/of met dynamische blauwdruk [drukvrij leggen: medisch pedicure; correctie: podotherapeut];
- wond(jes)/ulcus [wondbehandeling door huisarts of reumatoloog: podotherapeut].
- palpatie van: warmte als gevolg van een actief ontstekingsproces (advies: verwijzing huisarts/behandelend arts);
- verminderd gevoel testen met behulp van 10 g monofilament en 128 Hz stemvork [medisch pedicure, podotherapeut];
- inspectie van het lopen met en zonder schoenen aan [medisch pedicure, podotherapeut];
- schoeninspectie en -beoordeling op pasvorm, stevigheid, lengte, hoogte, breedte, oneffenheden en slijtage [medisch pedicure].

7.4 Voetbehandeling door de medisch pedicure

De behandeling door de medisch pedicure gebeurt bij belastende risico's alleen op verzoek van de arts en bestaat uit:
- adequate voet- en huidverzorging:
  - attentie voor het risico op infectie en ulceratie, met name bij het slikken van medicatie tegen de reumatische aandoening;
  - voorkom uitdroging van de huid en adviseer cliënten hierin;
  - nagelaandoeningen adequaat behandelen; maak onderscheid tussen een unguis incarnatus en een pseudo unguis incarnatus.
- adequaat schoenadvies;
- voorlichting en adviezen;
- luisterend oor;
- de patiënt verwijzen naar de huisarts/behandelend arts in geval van:
  - gewenste behandeling door een podotherapeut;
  - (twijfel over) een (dreigende) wond(je);
  - (twijfel over) de status van de voet en het risico daarvan:
    - is er sprake van een infectie? Zijn er andere (dreigende) complicaties, zoals zenuwafwijkingen (door vormverandering of zwelling van de voet), vaatlijden, ulceratie?

7.5 Toepassen van specialistische technieken door de medisch pedicure

Tijdens de behandeling van voeten van personen met een reumatische aandoening kan de medisch pedicure specialistische technieken toepassen wanneer *geen* sprake is van de volgende belastende risico's:
- verlies protectieve sensibiliteit;
- perifeer arterieel vaatlijden (PAV);
- wondjes;
- ulcus;
- ontstekingsverschijnselen;
- atrofische huid;
- schimmelinfecties aan huid en/of nagels;
- eczeem;
- visusstoornissen;

- beperkte beweeglijkheid van de gewrichten;
- (beginnende) dementie;
- gebrek aan motivatie.

De specialistische technieken dan uitsluitend toepassen na verzoek tot behandeling van de verwijzend arts.

7.6   Aandachtspunten bij het geven van voorlichting en adviezen

1. Inventariseer bij de cliënt:
   - mogelijke vragen;
   - eerdere voetproblemen;
   - kennis van symptomen van voetproblemen bij reumatische aandoeningen en (dreigende) ulcera;
   - kennis van en mogelijkheid (handen!) voor eigen voetverzorging;
   - de motivatie om voeten goed te verzorgen en om adequaat schoeisel te kopen én te dragen;
   - mogelijke barrières (fysieke problemen, psychologische factoren, omgevingsfactoren).
2. Bespreek:
   - doel en plan van voorlichting.
3. Besteed aandacht aan:
   - voetinspectie en hoe te handelen bij afwijkende bevindingen (toenemende pijn, roodheid, zwelling, wondje);
   - schoenen: de kenmerken van goed schoeisel; dagelijkse inspectie van de binnenzijde van de schoenen; waar en wanneer koopt men goede schoenen; eventueel beoordelen van nieuwe schoenen door de medisch pedicure;
   - het wassen en drogen van de voeten;
   - het juist knippen van de nagels;
   - de eeltbehandeling;
   - sokken en panty's zonder naden (eventueel binnenstebuiten dragen).
4. Evalueer regelmatig:
   - Vraag bij ieder consult in hoeverre de afgesproken regels nageleefd worden. Vraag *altijd* naar pijn, naar veranderingen en naar het passen van de schoenen!

Vakinhoudelijke inleiding

8.1   Reuma

Reuma is een overkoepelend begrip voor meer dan 200 aandoeningen van het menselijke bewegingsapparaat, die niet het gevolg zijn van letsel, ongeval, neurologische ziekte of aangeboren ziekte. Reumatische aandoeningen verschillen zeer sterk van elkaar, variërend van een beetje pijn of last met bewegen, tot een invaliderende ziekte met veel pijn en veel functieverlies van de gewrichten. Vanzelfsprekend verschilt ook de behandeling van de diverse reumatische ziekten. Van mensen met reuma krijgt 85-96% voetklachten. De reumatische aandoeningen worden onderverdeeld in drie hoofdgroepen:

- ontstekingsreuma, met als meest voorkomend ziektebeeld reumatoïde artritis (RA);
- artrose;
- wekedelenreuma.

Reumatoïde artritis (RA)

Bij reumatoïde artritis (RA) ontstaan gewrichtsontstekingen. Het is een auto-immuunziekte: het afweersysteem keert zich tegen het eigen lichaam. Reumatoïde artritis kan sluipend beginnen of plotseling ontstaan. Het is een chronische ziekte met een grillig verloop. Bij RA zijn de gewrichten langdurig ontstoken: zwelling, pijn, functieverlies. De roodheid van de huid ontbreekt in de chronische fase. De precieze oorzaak ervan is niet bekend. Erfelijkheid speelt mogelijk een kleine rol.

De diagnose wordt gesteld aan de hand van internationaal afgesproken criteria. De diagnose RA is niet altijd even makkelijk te stellen. De ziekte begint vaak sluipend, zodat het onduidelijk is dat het om RA gaat. De reumatoloog stelt de diagnose RA met behulp van een aantal criteria – de zogenoemde '2010 ACR-EULAR-criteria' (American College of Rheumatology en European League against Rheumatism). De diagnose van RA kan volgens de nieuwe criteria gesteld worden bij aanwezigheid van ontsteking in minstens één gewricht, waarbij er geen andere diagnoses zijn die deze ontsteking beter kunnen verklaren. Daarnaast moet er minstens zes van tien mogelijke punten worden gehaald.

Diagnosestelling reumatoïde artritis		
symptoom		aantal punten
gewrichten (zwelling of pijn)	1: groot gewricht	0
	2-10: grote gewrichten	1
	1-3: kleine gewrichten	2
	4-10: kleine gewrichten	3
	> 10: gewrichten, waarvan minstens 1 klein gewricht	5
duur synoviitis	< 6 weken	0
	≥ 6 weken	1
acute fase	BSE en CRP normaal	0
	BSE of CRP verhoogd	1
serologie	Rf en anti-CCP negatief	0
	laag positieve Rf en/of anti-CCP	2
	hoog Rf en/of anti-CCP	3

Deze criteria worden gebruikt bij mensen die met nieuwe klachten bij de reumatoloog komen, niet meer bij mensen bij wie in het verleden RA is vastgesteld. De diagnose kan ook gesteld worden als er op de foto schade aan de gewrichten te zien is die passen bij RA.

Aanvullend onderzoek op RA:

- In het serum: reumafactoren. Deze factoren zijn bijna nooit in het begin van de ziekte aanwezig en zijn niet specifiek voor RA. Bij 80% van de patiënten met RA zijn reumafactoren aanwezig.
- Op de röntgenfoto: aanwezigheid van erosies van de botten. Deze afwijking is in het begin van de ziekte meestal afwezig.

Artritis psoriatica (AP)

Een ander, in de beroepspraktijk veel voorkomend ziektebeeld is *Artritis psoriatica (AP)*. Dit is een combinatie van artritis en de huidziekte psoriasis.

De artritis bij AP zal vooral optreden in de kleine gewrichten van handen en voeten in de vorm van ontstekingen en gewrichtsafwijkingen. Bij psoriasis is de huid rood en sterk schilferend. Er zijn ook nagelafwijkingen:

- putjesnagels;
- bruinkleuring van de nagels, zogenoemde 'olievlekken';
- hypertrofie;
- onycholysis.

Artrose (arthrosis deformans, AD)

Bij artrose raakt het kraakbeen rond de botuiteinden beschadigd. Dit is geen artritis maar een slijtage- of degeneratieproces. Het kraakbeen wordt ruw aan de oppervlakte en er kunnen spleten ontstaan. Het beschadigde kraakbeen kan zich niet herstellen en kan op den duur zelfs helemaal verdwijnen. Het gevolg hiervan is bewegingsbeperking en veel pijn. Artrose kan zich in alle gewrichten voordoen. Verschijnselen van artrose zijn:

- Pijn neemt toe in de loop van de dag.
- Functievermindering van het gewricht in de loop van de dag.
- Stijfheid na rust (startstijfheid) gehele dag door en duurt enkele minuten. (Bij RA is de startstijfheid vooral 's morgens en duurt meestal langer dan 30 minuten).
- Noduli (soms pijnloos, soms pijnlijk) aan de DIP-gewrichten van de handen en de voeten, soms ook samen met de PIP-gewrichten.
- Pijn in en rondom het aangedane gewricht.
- Crepitatie van het gewricht.

Wekedelenreuma

Bij wekedelen reuma zit de pijn niet in de gewrichten zelf, maar vooral in het gebied eromheen: in de banden, kapsels, pezen, aanhechtingen, slijmbeurzen en spieren. Voorbeelden van deze aandoeningen zijn:

- peesontsteking/tendinitis;
- slijmbeursontsteking/bursitis;
- ziekte van Dupuytren (een pijnloze verschrompeling van het bindweefsel van de palmaire zijde van de hand);

- ziekte van Ledderhose (een pijnloze verschrompeling van het bindweefsel aan de plantaire zijde van de voet);
- fibromyalgie, een syndroom met chronische gegeneraliseerde pijn en stijfheid van het bewegingsapparaat, samengaand met andere overigens aspecifieke klachten, zoals:
  - moeheid;
  - slaapstoornissen;
  - stemmingsstoornissen;
  - ochtendstijfheid (doorgaans < 1 uur);
  - subjectieve zwelling van gewrichten en/of weke delen;
  - carpaaltunnelsyndroom;
  - branderig en/of doof gevoel van de huid;
  - hoofdpijn;
  - concentratiestoornissen;
  - buikpijn en/of krampen;
  - zwaar gevoel in armen en/of benen.

Het stellen van de diagnose fibromyalgie is een complex proces aangezien de symptomen ook bij veel andere aandoeningen voor kunnen komen. Er is momenteel geen test of bloedonderzoek voorhanden om fibromyalgie vast te stellen en ook op röntgenfoto's is er niets te zien.

De Amerikaanse vereniging voor reumatologie heeft in 2010 nieuwe criteria geformuleerd om fibromyalgie te beoordelen die de criteria uit 1990 vervangen. De criteria zullen wereldwijd worden toegepast. Om de diagnose fibromyalgie te stellen, wordt nog steeds vooral gelet op pijn in het hele lichaam. Nieuw is dat ook andere symptomen dan pijn worden meegenomen in de diagnose en dat de ernst van fibromyalgie wordt beoordeeld. De nieuwe diagnose verschilt van de oude. De oude diagnose was een alles-of-niets beoordeling: iemand voldeed wel of niet aan de criteria voor fibromyalgie. Bij de nieuwe diagnose wordt de ernst van fibromyalgie uitgedrukt in een getal. Die score is hoger naarmate meer delen van het lichaam pijn doen en naarmate de symptomen ernstiger zijn.

8.2   De behandeling van reumatische klachten in het algemeen

De drie mogelijke pijlers van behandeling zijn:
- advies met betrekking tot verantwoord bewegen en leefstijl;
- medicatie;
- chirurgie.

Advies met betrekking tot verantwoord bewegen en leefstijl

Dit advies komt tot stand in samenwerking met de reumaverpleegkundige, fysiotherapeut, podotherapeut, ergotherapeut, reumatoloog, revalidatiearts en huisarts. Ergotherapie biedt mensen met beperkingen mogelijkheden om dagelijkse activiteiten optimaal, zo zelfstandig mogelijk en naar eigen wens uit te voeren in hun eigen omgeving; waarbij concrete, voor de persoon met klachten betekenisvolle activiteiten op de gebieden zelfredzaamheid, arbeid en vrije tijd worden gebruikt als middel voor therapie. Op basis van de mogelijkheden en de eigen inbreng van de persoon met klachten wordt een programma vastgesteld. De voetzorg kan worden uitbesteed aan de medisch pedicure. Leefstijladvies heeft betrekking op:

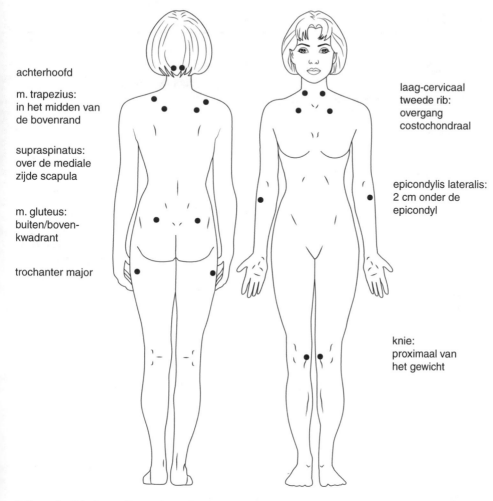

achterhoofd

m. trapezius:
in het midden van
de bovenrand

supraspinatus:
over de mediale
zijde scapula

m. gluteus:
buiten/boven-
kwadrant

trochanter major

laag-cervicaal
tweede rib:
overgang
costochondraal

epicondylis lateralis:
2 cm onder de
epicondyl

knie:
proximaal van
het gewicht

◘ **Figuur 1**   Criteria van fibromyalgie volgens het American College of Rheumatology (bron: Wolfe et al. 1990; Jacobs et al., 1992).

- respect voor pijn en signalen van aankomende pijn;
- afwisseling van activiteit en rust;
- voorkomen van te langdurige of te zware belasting.
- goede voetzorg (gezien het grote percentage mensen met reuma en voetklachten).

Medicatie

Medicamenteuze behandeling bestaat uit:
- pijnstillers;
- ontstekingsremmers;
- corticosteroïden;
- specifieke antireumamedicatie (DMARD's).

Chirurgie

Dit betreft vooral:
1. chirurgische standveranderingen, teencorrecties of voorvoetreconstructie;
2. reconstructie van een aangetast gewricht of vervanging door een kunstgewricht;
3. herstel van aangetaste of gescheurde pezen;
4. verwijderen van hinderlijk ontstoken slijmbeurzen;
5. artrodese.

8.3   De gezonde voet en enkel

Voeten en enkels dragen niet alleen het hele lichaam, zij kunnen ook ingewikkelde en fijne bewegingen maken. Bij lopen en springen werken de voeten als hefbomen; bij staan en lopen zorgen ze voor stabiliteit en evenwicht en moeten zich tegelijkertijd aanpassen aan de ondergrond. De manier waarop de voet functioneert, is sterk afhankelijk van de vorm van de voet en de enkel. Afwijkingen in de vorm kunnen klachten geven in het hele bewegingsapparaat. De bewegingen van de voet vinden plaats in de gewrichten. Het aanwezige kraakbeen is schokdempend en zorgt voor een soepele beweging. De ligamenten geven stevigheid aan het gewricht en tevens beperking van de bewegingsruimte. Op plaatsen waar veel wrijving optreedt, tussen bot of pees en huid, bevinden zich slijmbeurzen.

8.4   De voet van een persoon met een reumatische aandoening

Voetgerelateerde problemen die kunnen optreden bij reuma zijn:
- Pijn bij staan en lopen.
- Verandering van de stand van de voet en de pasvorm van de schoen.
- Door verplaatsing van het vetpolster is de schokdemping van de MTP-gewrichten sterk verminderd. Men voelt de uiteinden van de middenvoetsbeentjes als knobbels onder de voetzool. Door mechanische druk ontstaan pijn, wondjes en eeltplekjes.
- De tenen groeien scheef en kunnen zelfs over elkaar heen gaan staan. De gevolgen kunnen zijn: hamertenen, klauwtenen, likdoorns en eeltplekken.
- De voorvoet wordt breder. Het gevolg kan zijn drukplekken aan de mediale en laterale zijde van de voet, het ontstaan van bursitiden en osteofytvorming.
- Functievermindering van de voet.
- Oedeem in de voorvoet of in de hele voet en de enkel.
- Zwelling van de gewrichten van de voet en de enkel.
- Neuropathische klachten zoals sensibiliteitsverlies, plaatselijk brandend gevoel en stekende, schietende pijn ten gevolge van compressie. Dit wordt drukneuropathie genoemd, waarbij de zenuw door de standafwijking van de voet of door zwelling is bekneld.

Dit alles bij elkaar geeft een karakteristiek beeld van de voet met een reumatische aandoening. Bij reumatische aandoeningen zijn vaak de voeten het eerst aangetast. Bij onderzoek zijn verschijnselen van een ontsteking waarneembaar; in een later stadium zijn afwijkingen op de röntgenfoto zichtbaar. Personen met reumatische voeten gaan moeilijk lopen. Door de pijn wordt de voet scheef neergezet en er ontstaat een verkeerd looppatroon. Dit is belastend voor andere gewrichten zoals de knieën, de heupen of de rug.

Voetbehandeling van een persoon met een reumatische aandoening

Niet alleen de aanwezigheid van voetklachten maakt het zelf verzorgen van de voeten moeilijk voor een persoon met een reumatische aandoening. Beperkingen in het gebruik van handen en rug ten gevolge van pijn en stijfheid door de ontstekingen of overbelasting van gewrichten zijn eveneens een belangrijke factor die voetbehandelingen door de medisch pedicure noodzakelijk kunnen maken.

Een risicovoet is een voet die ten gevolge van
- een onderliggende aandoening/ziekte;
- wondgenezingsproblematiek;
- bloedstollingsstoornis;
- verstoorde immuniteit

een risico heeft op gevoelsstoornissen en/of complicaties van de huid, nagels en stand van de voeten.

Factoren die afzonderlijk en in combinatie met elkaar voorkomen bij een patiënt met een risico-voet ten gevolge van reuma en extra aandacht vragen, zijn:
- nagelaandoeningen en afwijkingen:
    - schimmelinfecties;
    - verdikte nagels;
    - brokkelige nagels;
    - ruwe nagels;
    - gespleten nagels ten gevolge van verkeerde nagelverzorging.
- huidaandoeningen:
    - wondjes of ulcera;
    - drukplekken;
    - eelt, clavus (likdoorn);
    - kloven, fissuren;
- gewrichtsaandoeningen en afwijkende voet- en/of teenstand(en):
    - ontstekingen in gewrichten;
    - (sub)luxatie van gewrichten;
    - klauwtenen/hamertenen/ruitertenen;
    - hallux valgus/rigidus/limitus;
    - standsafwijkingen van de voet;
    - ankylose ten gevolge van de standsafwijkingen.
- vasculitis.

Schoeisel

Het kopen van schoenen voor personen met reuma is vaak een moeilijke zaak in verband met pijn, standveranderingen aan de voet, het dunner worden van het vetpolster onder de bal van de voet en veranderingen aan de gewrichten. Een goede pasvorm van de schoenen, maar ook het regelmatig controleren ervan, is daarom van belang.

Wanneer de voeten te veel vervormd zijn om nog op confectieschoenen te kunnen lopen, is men aangewezen op aanpassingen in de schoenen, zolen of (semi)orthopedisch schoeisel.

Wondjes

In het geval van beginnende weefseldefecten dient de medisch pedicure wondverzorging toe te passen in overeenstemming met geldend beleid en de Code van het Voetverzorgingsbedrijf.

8.5   Nazorg

Bij de persoon met een reumatische aandoening is er speciale aandacht voor:
- educatie en voorlichting in verband met complexiteit en (emotionele) acceptatie van de ziekte reuma;
- preventie:
  - regelmatige voetcontroles en vervolgens, indien geïndiceerd, voetbehandeling;
  - voetverzorgings- en schoenadviezen (zie hoofdstuk 5);
- intra- en interdisciplinair overleg.

Dit wordt nader uitgewerkt in hoofdstuk 12.

8

Anamnese, onderzoek en screening

? Uitgangsvragen

- Wat moet er aan de anamnese toegevoegd worden indien er sprake is van een persoon met een reumatische aandoening?
- Wat is screening?
- Wat is het doel van screening?
- Hoe vaak moet er gescreend worden en in welke mate?
- Welke informatie over de invloed van schoenen (textielsoort, model, constructie, etc.) en sokken moet onderdeel zijn van het schoen- en sokadvies, ter bescherming van de voeten van een persoon met een reumatische aandoening?
- Wat is de effectiviteit van het gebruik van een huidthermometer ten opzichte van het handmatig meten van de temperatuur van de onderbenen en voeten van een persoon met diabetes mellitus en/of een reumatische aandoening ter opsporing van temperatuurverschillen tussen onderbenen en voeten?
- Wat is de betrouwbaarheid van de doppler bij vaatonderzoek bij personen met diabetes mellitus en/of een reumatische aandoening ten opzichte van het handmatig inschatten van de doorstroming van bloed?
- Heeft het werken met handschoenen ten opzichte van het werken zonder handschoenen bij personen met een reumatische aandoening invloed op het resultaat van het voetonderzoek?

Aan het eind van dit hoofdstuk staat aanvullend een korte notitie over schoenadvies en therapie bij terugkerende hyperkeratose op de voorvoet.

9.1   Inleiding

Het is belangrijk dat bij alle nieuwe cliënten die bij de medisch pedicure komen eerst een uitgebreide anamnese en voetonderzoek plaatsvindt, voordat tot behandeling van de voeten wordt overgegaan. Voor personen met een reumatische aandoening is het van belang dat de complicaties aan de voeten in kaart worden gebracht. Doordat het hele bewegingsapparaat aangedaan kan zijn, is het voor deze personen niet altijd mogelijk zelf hun voeten te verzorgen. Door het grillige verloop van reuma is het van belang dat bij iedere behandeling de klachten van dat moment geïnventariseerd worden. Het is belangrijk dat de medisch pedicure altijd goed let op de signalen van reuma, ook wanneer deze diagnose nog niet is gesteld.

In dit hoofdstuk wordt beschreven hoe de anamnese bij personen met een reumatische aandoening dient te verlopen en de manier waarop vervolgens het voetonderzoek en de screening gedaan wordt, aangevuld met en wat hieraan specifiek wordt toegevoegd voor personen met een reumatische aandoening. Hierbij wordt naar de gehele persoon gekeken en niet alleen naar de voeten. Onder anamnese wordt verstaan: een vraaggesprek over de ziektegeschiedenis van de cliënt. Bij het onderzoek wordt naar aanleiding van de klachten van de cliënt de voet nader bekeken. Bij screening ten slotte wordt specifiek onderzoek uitgevoerd zonder dat er klachten zijn.

De bevindingen van dit hoofdstuk zijn gebaseerd op de volgende artikelen: Ronald Whisler et al. (2002), Judith Korda en Géza Balint (2004). Verder is het boek van Margreet van Putten en Ingrid Ruys (2001), *Voeten en reuma*, gebruikt.

De minimale vereisten voor een anamnese-, onderzoeks- en screeningsformulier, inclusief toelichting, zijn opgenomen in ▶ bijlage 2 en ▶ 3.

Algemene opmerkingen tijdens het eerste consult

Wanneer vooraf bekend is dat iemand een reumatische aandoening heeft, kunt u daar rekening mee houden bij het geven van een hand ter begroeting. Tijdens het eerste consult zijn anamnese, onderzoek en screening uitgebreider dan bij vervolgbehandelingen. Houd rekening met de gegevens in de eventuele verwijsbrief.

Anamnese

Het is van belang te weten hoe lang iemand reuma heeft om een inschatting te maken in hoeverre de persoon vertrouwd is met zijn aandoening. Ook belangrijk is het om te weten welke medicijnen gebruikt worden, of er sprake is (geweest) van operaties en andere vormen van therapie, wie de behandeling doet en met welke frequentie er controle is. Er kan sprake zijn van pijnklachten en/of vermoeidheidsklachten. De cliënt kan aanwijzen waar de pijn zit, hoe lang deze aanwezig is en wanneer deze klachten optreden.

Bij artrose treedt vooral na rust startstijfheid op, het op gang komen kost enige moeite.

Bij RA treedt ochtendstijfheid op die langer dan een halfuur duurt.

Afkoeling kan pijnklachten verminderen bij een ontstekingsproces, terwijl bij artrose juist warmte baat geeft.

Bij artritis worden door gezwollen en ontstoken gewrichten schoenen vaak niet verdragen. Gewrichten die minder stabiel worden door artrose functioneren juist beter in een goede, stevige schoen. Bij beide aandoeningen geldt dat wanneer de voet te veel van stand is veranderd, aangepast schoeisel noodzakelijk kan zijn.

Onderzoek en screening

Bij het onderdeel palpatie kan worden opgemerkt dat delen van de voet warmer zijn dan andere delen. In dit geval kan sprake zijn van een actief ontstekingsproces. Deze warmte gaat gepaard met zwelling en pijn. Zichtbare roodheid is een alarmsignaal (zie hoofdstuk 1). Neurologische testen worden uitgevoerd met behulp van een monofilament en een stemvork ('aanslaan' met stemvorkspanner).

Het doel van de neurologische testen is gevoeligheid en afwijkingen te constateren, de behandeling hierop aan te passen en zo nodig te rapporteren aan of verwijzen naar de huisarts, en juiste voorlichting en advisering aan de cliënt. De neurologische testen kunnen pas worden uitgevoerd nadat het eelt is verwijderd, omdat de resultaten anders verkeerd geïnterpreteerd kunnen worden.

9.2   Pijnklachten

Wetenschappelijke onderbouwing

Het artikel van Whisler et al. (2002) geeft een beschrijving van de algemene kenmerken van ziekten van het bewegingsapparaat, verschillende reumavormen en een interpretatie van immuniteitstesten. In het gedeelte over de verschillende reumavormen worden de algemene verschijnselen bij diverse vormen van reuma beschreven, zie ▪ tabel 2.1.

◻ Table 2.1 Algemene verschijnselen bij de diverse vormen van reuma	
reumatoïde artritis	pijn, ochtendstijfheid en vermoeidheid
artritis psoriatica	huidproblemen en veranderingen in de nagels, asymmetrische synoviitis van de tenen
syndroom van Reiter	artritis, conjunctivitis en urethritis
ziekte van Bechterew	pijn en stijfheid in de onderrug
artrose	algehele sluimerende pijn en stijfheid

Naast deze algemene verschijnselen geven bij alle vormen vooral de voet en enkel (pijn)klachten.

Conclusie

Niveau 4	De meeste vormen van reuma geven (pijn)klachten aan voet en enkel. Whisler et al. (2002)

❯ Aanbeveling
De werkgroep is van mening dat tijdens anamnese, onderzoek en screening rekening gehouden dient te worden met het grillige pijnklachtenverloop van de voet en enkel als gevolg van ontstekingen. Ook tijdens de behandeling dient de medisch pedicure hier alert op te zijn.

9.3   Looppatroon en schoeisel

Korda et al. (2004) beschrijven wanneer reumapatiënten een podiatrist[1] moeten bezoeken. Mechanische, infectieuze en neurovasculaire voetcomplicaties kunnen mede ontstaan doordat reumapatiënten niet of nauwelijks in staat zijn hun algemene dagelijkse voetverzorging uit te voeren. De podiatrist is belangrijk voor de verzorging van de voeten, advisering over schoenen, gebruik van pelotjes, het maken van zooltjes en de behandeling van eelt, likdoorns, infecties en ulcera. Een van de conclusies is dat een onderzoek van de voet zou moeten beginnen met inspectie van het looppatroon, met en zonder schoenen. Ook is het belangrijk om een schoeninspectie te doen.

Conclusie

Niveau 4	Onderzoek van de voet zou moeten beginnen met inspectie van het looppatroon met en zonder schoenen. Tevens is schoeninspectie van belang. Korda et al. (2004)

Overige overwegingen
De medisch pedicure maakt statische en dynamische blauwdrukken. Hiermee kan zij de stand en de laatste fase van de afwikkeling van de voet beoordelen. Wanneer zij van mening is dat een

---

1   In het artikel wordt 'podiatrist' genoemd. Dit beroep is niet gedefinieerd in Nederland.

meer uitvoerige inspectie van het looppatroon iets toevoegt aan haar bevindingen, kan ze deze naar eigen inzicht nog uitvoeren, zodat ze gerichter kan adviseren of doorverwijzen naar een arts.

> **Aanbeveling**
> De werkgroep is van mening dat schoeninspectie hoort bij het onderzoek voor iedere behandeling.

9.4 Schoen- en sokonderzoek

Sokken en schoenen zijn onderdeel van het gericht voetonderzoek van de medisch pedicure.

Wetenschappelijke onderbouwing

De search leverde geen hits op.

Conclusie

Niveau 4	Er is gebrek aan bewijs voor de invloed van schoenen (textielsoort, model, constructie, etc.) en sokken ter bescherming van de voet van een persoon met een reumatische aandoening.

Overige inzichten

Een aantal aspecten is algemeen bekend bij professionals werkzaam in de voetzorg. Een daarvan is dat schoenen een goede voetboogondersteuning moeten bieden, drukregulering moeten bieden en een groot teenvak moeten hebben. Daarnaast is het niet aan te bevelen dat personen met een reumatische aandoening, binnen of buiten, zonder schoenen lopen. Het gaat niet alleen om het dragen van schoenen, maar ook het dragen van sokken. Witte, of ten minste licht gekleurde sokken hebben de voorkeur omdat een wond(je) gemakkelijk kan worden opgemerkt door de verkleuring in de sok. Daarnaast kunnen sokken met polstering geadviseerd worden aan personen met een kwetsbare voetzool- en huid door de mogelijk schokdempende werking ervan.

De ervaring van de werkgroepleden is dat orthopedisch schoeisel niet voldoende wordt gedragen om baat te leveren voor de patiënt. In navolging van de aanbeveling die hierover in paragraaf 2.3 in deel I van dit boek is gegeven, wordt de frequentie ook voor reuma geadviseerd.

> **Aanbevelingen**
> De persoon met een reumatische aandoening wordt geadviseerd witte, of ten minste licht gekleurde, naadloze sokken te dragen met bij voorkeur polstering van de onderkant van de sok.
>   De persoon met een reumatische aandoening met orthopedisch schoeisel wordt geadviseerd het schoeisel bij voorkeur continu te dragen gedurende de dag en anders tijdens minimaal 80% van de stappen die gedaan worden op een dag.

9.5   Aanvullend onderzoek – gebruik huidthermometer

Wetenschappelijke onderbouwing

Bij de totstandkoming van de herziening is geen search uitgevoerd naar de effectiviteit van een huidthermometer ten opzichte van het handmatig meten van de temperatuur van de onderbenen en voeten van een persoon met een reumatische aandoening ter opsporing van beginnende ulcera. Deze search is wel uitgevoerd voor diabetes mellitus. De werkgroep is op basis van voortschrijdend inzicht van mening dat de wetenschappelijke onderbouwing voor diabetes mellitus relevante inzichten bevat voor reuma.

De systematische review van Houghton et al. (2013) had als doel om de volgende vraag te beantwoorden: 'Is een verhoging van de huidtemperatuur voorspellend voor een neuropathisch ulcus van de voet bij personen met diabetes mellitus?' Daarnaast werd ook onderzocht of het dagelijks meten van de huidtemperatuur door de persoon met diabetes mellitus kan bijdragen aan het voorkomen van (de dreiging op) een ulcus. Er werden negen onderzoeken geïncludeerd; drie RCT's, twee prospectieve cohortonderzoeken, drie longitudinale studies en één case-controlonderzoek. De methodologische kwaliteit van de systematische review was voldoende. In vier van de negen onderzoeken werd de temperatuur op de plaats een (beginnende) ulcus gemeten ten opzichte van de anatomisch gelijke locatie op de andere voet. De andere vijf studies bekeken het verschil in huidtemperatuur tussen beide voeten of maakten de vergelijking tussen neuropathische voeten en 'gezonde' voeten. De onderzoeken waren zeer heterogeen van aard. De samenstelling van de populaties verschilden (Sims classificatie), evenals de groepsgrootte. Ook werd in de studies de temperatuur van de voet met verschillende type thermometers gemeten, namelijk een infrarood thermometer of een liquid crystal-thermometer (huidthermometer die via direct huidcontact temperatuur meet). De systematische review omvatte geen artikelen waarbij gekeken werd naar de betrouwbaarheid van het handmatig meten van de temperatuur van de voet.

De meta-analyse in deze studie liet zien dat personen waarvan dagelijks de temperatuur van hun voeten werd gemeten ruim drie keer minder kans hadden op het ontwikkelen van een ulcus aan de voet (odds ratio 3,36 [1,86 – 4,86]) dan bij personen die dat niet deden. Ook liet het zien dat een verhoging van de voettemperatuur een voorspeller is van een ulcus aan de voet wanneer de temperatuur van de voet vergeleken werd met de contralaterale voet (mean difference van 3,36 °F [1,86 – 4,86]).

Hougthon et al. (2013) zijn van mening dat het monitoren van de huidtemperatuur een effectieve manier is om een ulcus aan de voet te voorspellen en daarmee te voorkomen.

Conclusie

Niveau 2	Er lijkt een correlatie te bestaan tussen een verhoging van de voettemperatuur (gemeten met een infrarood thermometer) en een dreigend ulcus aan de voet. Hougthon et al. (2013)
Niveau 2	Het is aannemelijk dat het dagelijks monitoren van de voettemperatuur door de patiënt kan bijdragen aan het voorkomen van (de dreiging op) een ulcus. Hougthon et al. (2013)

Overige inzichten

De systematische review van Hougthon et al. (2013) omvatte geen artikelen die gekeken hebben naar de betrouwbaarheid van het handmatig meten van de temperatuur van de voet. Daarnaast zijn uit het literatuuronderzoek geen studies gevonden die de effectiviteit van de doppler hebben onderzocht ten opzichte van handmatige palpatie op de doorstroming van het bloed.

De medisch pedicure maakt voor het meten van de huidtemperatuur van de voet in haar dagelijkse praktijk zowel gebruik van handmatige palpatie als van een infrarood thermometer. De betrouwbaarheid van beide werkwijzen is niet uit de literatuur naar voren gekomen. De studie van Houghton toonde daarentegen wel aan dat zowel een infrarood thermometer als een liquid crystal-thermometer (huidthermometer die via direct huidcontact temperatuur meet) gebruikt kan worden voor het dagelijks monitoren van de voettemperatuur door de cliënt. Zij geven de voorkeur aan het gebruik van een infrarood thermometer vanwege de gebruiksvriendelijkheid en lagere prijs ervan. Daarnaast kan gesteld worden dat het meten van de temperatuur van de voet met een infrarood thermometer objectiever is ten opzichte van de subjectieve meting met de hand. Het is belangrijk dat gebruik wordt gemaakt van een infrarood huidthermometer die temperaturen kan meten vanaf 20 °C.

> **Aanbeveling**
> Het gebruik van de infrarood huidthermometer om temperatuurverschillen vast te stellen heeft door haar objectiviteit de voorkeur boven handmatige palpatie van de temperatuur van de voet.

9.6 Aanvullend onderzoek – gebruik doppler

Bij de totstandkoming van de herziening is geen search uitgevoerd naar de betrouwbaarheid van de doppler bij vaatonderzoek bij personen met een reumatische aandoening ten opzichte van het handmatig inschatten van de doorstroming van bloed. Deze search is wel uitgevoerd voor diabetes mellitus. De werkgroep is op basis van voortschrijdend inzicht van mening dat de wetenschappelijke onderbouwing voor diabetes mellitus relevante inzichten bevat voor reuma.

Overige inzichten

Het vaatonderzoek van onderbenen en voeten bij een persoon met een reumatische aandoening bestaat uit het maken van een inschatting van de temperatuur van de voet en de doorstroming van het bloed. In februari 2014 is de *NHG-standaard Perifeer arterieel vaatlijden* herzien. In dit document wordt het lichamelijk en aanvullend onderzoek beschreven dat een huisarts dient te doen bij een persoon (met verdenking op) arterieel vaatlijden.

De standaard schrijft voor dat handmatige palpatie wordt toegepast bij het lichamelijk onderzoek. De dopplermethode met een 5- of 8-MHz dopplerprobe wordt in het aanvullend onderzoek ingezet. De doppler wordt ingezet gecombineerd met echografie. Het onderzoek is geheel pijnloos en onschadelijk, maar ook tijdrovend en het vereist deskundigheid. De infrarood thermometer heeft in de standaard geen plaats gekregen.

Om het onderzoek met de doppler goed uit te kunnen voeren, is het belangrijk dat de medisch pedicure hiervoor is toegerust. De medisch pedicure moet kennis hebben van en getraind zijn in het gebruik van de doppler bij het voetonderzoek. Hiertoe dient ze deze competenties verworven te hebben middels een onderdeel van de opleiding tot medisch pedicure of een training/opleiding die zich hier op richt. Anderzijds moet de medisch pedicure hiertoe ook met de juiste apparatuur uitgerust zijn.

De *Richtlijn Diabetes* van de NIV uit 2017 adviseert mede op basis van wetenschappelijke literatuur dat het bij afwezige pulsaties de voorkeur geniet een doppler-signaalmeting uit te voeren. Indien afwijkingen worden geconstateerd wordt geadviseerd de enkel-armindex (EAI) vast te laten stellen door de huisarts.

De *Zorgmodule Preventie Diabetische Voetulcera* (2011) beschrijft in hoeverre het constateren van tri- of bifasische tonen, monofasische tonen of geen tonen een indicatie vormt voor mogelijke aanwezigheid van perifeer arterieel vaatlijden (PAV). Hierin wordt ook beschreven hoe de verwijzing plaatsvindt. Vernieuwde inzichten hebben uitgewezen dat alleen een trifasische hartslag geen reden is voor PAV.

De werkgroep is van mening dat de inzichten uit deze drie documenten tevens gelden voor overige risicovoeten, waaronder de voeten van personen met een reumatische aandoening.

> ❱ **Aanbevelingen**
> Het gebruik van palpatie tijdens het vaatonderzoek van de voet bij een persoon met een reumatische aandoening heeft de eerste voorkeur.
>
> Indien de arterie(ën) met palpatie niet goed voelbaar zijn dan wordt geadviseerd de patiënt te verwijzen naar de huisarts voor aanvullend onderzoek of de medisch pedicure gebruikt de doppler indien zij daarvoor is toegerust. Indien afwijkingen worden geconstateerd wordt geadviseerd de enkel-armindex (EAI) vast te laten stellen door de huisarts.

9.7   Gebruik handschoenen bij voetonderzoek

Wetenschappelijke onderbouwing

Uit de literatuursearch kwamen geen relevante studies naar voren die antwoord geven op de geformuleerde uitgangsvraag.

Conclusie

Niveau 4	Er is gebrek aan bewijs dat het werken met handschoenen ten opzichte van het werken zonder handschoenen invloed heeft op het resultaat van het voetonderzoek bij personen met reumatische aandoeningen.

Overige inzichten

De Code van het Voetverzorgingsbedrijf schrijft voor dat het voetonderzoek gedaan dient te worden met handschoenen. Uit de literatuur is onduidelijk of het dragen van handschoenen effect heeft op het resultaat van het voetonderzoek bij personen met een reumatische aandoening. De werkgroep volgt de Code van het Voetverzorgingsbedrijf en wil daaraan toevoegen dat het belangrijk is om de juiste maat handschoenen te gebruiken tijdens het voetonderzoek (niet te groot/niet te klein), dunne disposable onderzoekshandschoenen te gebruiken en dat het gebruik van handschoenen eenmalig is. Dit laatste in verband met de hygiëne.

> ❱ **Aanbeveling**
> Het eenmalig dragen van de juiste maat, dunne disposable onderzoekshandschoenen tijdens het voetonderzoek wordt geadviseerd.

9.8 Aanvullende notitie – schoenadvies en therapie bij terugkerende hyperkeratose op de voorvoet

In 2017 is door Reade het rapport *Aanbevelingen voor de diagnostiek en behandeling van voet-klachten bij patiënten met Reumatoïde Artritis* gepubliceerd. In dit rapport wordt onder andere aandacht besteed aan het voetonderzoek, de screening en de instrumentele behandeling van de voeten bij personen met een reumatische aandoening. De werkgroep hecht er waarde aan, in aanvulling van hetgeen in voorgaande paragrafen reeds is beschreven, het volgende aandachts-punt uit het rapport op te nemen:

- Het rapport adviseert om bij terugkerende hyperkeratose op de voorvoet ter drukontlasting een schoenadvies te geven en het toepassen van een conservatieve therapie te overwegen.

Behandeling

❓ Uitgangsvragen

- Wat moet er aan de behandeling toegevoegd worden indien er sprake is van een persoon met een reumatische aandoening?
- Wat is de beste materiaalkeuze bij het snijden en/of frezen van callus, ragaden en/of clavi bij mensen met een reumatische aandoening?
- Wat is de meerwaarde van laser en PACT ten opzichte van gouden standaard (antimycotica) bij onychomycose voor genezing bij personen met een reumatische aandoening?
- Wat is het effect van paraffine en vaseline op de huidconditie (soepelheid, hydratatie, biofilm) van voet van een persoon met een reumatische aandoening?

Wat is het risico op huidbeschadiging bij het gebruik van salicylzalf of ureum 20-40% op voeten van personen met een reumatische aandoening?

Aan het eind van dit hoofdstuk staat aanvullend een korte aanvullende notitie over interactie tussen miconazol en acenocoumarol en een notitie over de toepassing van waterstofperoxide bij personen met een reumatische aandoening. Voor deze onderwerpen zijn geen uitgangsvragen geformuleerd maar gedurende het ontwikkelen van de herziene versie was er de behoefte om hier toch aandacht aan te besteden.

10.1 Inleiding

De benadering bij de voetbehandeling van personen met een reumatische aandoening is anders dan die bij de voetbehandeling van personen zonder een reumatische aandoening. In hoofdstuk 7 is reeds melding gemaakt van de aandacht en behoedzaamheid die de medisch pedicure in acht moet nemen in verband met mogelijke pijn en stijfheid bij de cliënt. Eén mogelijkheid is om de persoon met een reumatische aandoening met gebogen knieën in de behandelstoel te laten plaatsnemen. De medisch pedicure moet rekening houden met hypo/hypersensibiliteit bij de behandeling in verband met mogelijke bestaande neurologische complicaties. Door reumatische aandoeningen kunnen de gewrichten van de voet veranderen en/of kunnen er (gewrichts)ontstekingen optreden, zie ook hoofdstuk 7. Mede door medicijngebruik kan men te maken krijgen met een droge en/of atrofische huid, slechtere wondgenezing en verhoogd infectiegevaar. Een hoge actualiteit van een ontsteking kan leiden tot een absolute of relatieve contra-indicatie.

De instrumenten en materialen die worden gebruikt tijdens de behandeling dienen te zijn afgestemd op het werken met personen met een reumatische aandoening. Indien de medisch pedicure onverhoopt een wondje maakt tijdens de behandeling, dan past zij de juiste wondverzorging toe, volgens de Code van het Voetverzorgingsbedrijf. Ook hier is een goede voorlichting en nazorg van belang (zie hoofdstuk 12).

Indien er sprake is van belastende risico's, dan mag de voetbehandeling alleen plaatsvinden na verzoek tot behandeling van de verwijzend arts. Dergelijke belastende risico's kunnen zijn:
- verlies protectieve sensibiliteit;
- perifeer arterieel vaatlijden (PAV);
- unguis incarnatus;
- ulcus;
- necrotisch weefsel;
- paronychia;
- ontstekingsverschijnselen;

▬ subunguaal hematoom (al dan niet door een trauma ontstaan);
▬ vasculitis.

10.2 Algemeen

Wetenschappelijke onderbouwing

Williams (2004) beschrijft een onderzoek onder 139 patiënten die een reumapolikliniek in Groot-Brittannië bezoeken. Het doel van dit onderzoek was om eventuele voetproblemen, de oorzaak van deze voetproblemen en de beschikbaarheid van voetzorg voor deze patiënten in kaart te brengen. Van de onderzochte patiënten hadden 98 personen artritis. Van de onderzochte 139 patiënten waren er 17 personen die geen problemen hadden met huid, nagels of vetpolster. Bij de overige 122 personen werden de volgende problemen geconstateerd:
▬ 81 personen: symptomatisch eelt onder de voet en/of tenen;
▬ 86 personen: dikke, gedeformeerde nagels;
▬ 15 personen: schimmelinfecties van de nagels;
▬ 6 personen: ingegroeide nagels;
▬ 27 personen: plantair bursae;
▬ 6 personen: noduli.

Volgens het onderzoek dat is uitgevoerd naar het bewegingsapparaat van alle onderzochte personen zou 60% (n = 83) steunzolen nodig hebben. Van het totale aantal patiënten dat een vorm van voetproblemen had (n = 122) was dat bij 62 personen mede te wijten aan ongeschikt schoeisel.

Meer dan de helft van de mensen had weinig polster en matige tot ernstige voetdeformiteiten (bijvoorbeeld hallux abductio valgus, klauwen van de kleine tenen, excessieve pronatie en/of subluxatie van de gewrichten), waardoor ze risico op voetulceraties lopen.

Geen van de patiënten ontving voetzorg van een podiatrist[1], gespecialiseerd in behandeling van personen met een reumatische aandoening.

Uit het onderzoek van deze polikliniek blijkt dat een slechte gezondheid van de voet en pijn aan de voet veelvuldig voorkomen bij reumapatiënten. De problemen resulteren in verschillende gradaties van functiebeperkingen en handicaps bij patiënten met zowel acuut als chronisch reuma. Zowel de mate waarin plantair callus (58%) als de mate waarin pijnlijke voeten (100%) worden ervaren, is in deze studie groter dan in een eerdere studie onder ouderen waar 31% plantair callus en 21% pijnlijke voeten rapporteert (Menz et al., 2001).

Williams stelt dat patiënten met auto-immuunziekten of patiënten die medicijnen slikken die het immuunsysteem onderdrukken, zich bewust moeten zijn van het risico van infectie en ulceraties aan de voet en daarom specialistische voetzorg nodig hebben. Ook patiënten met vaataandoeningen, voetdeformiteiten en slecht schoeisel vormen een risicogroep voor de ontwikkeling van traumata, ulceraties en infecties aan de voet. Regelmatige en deskundige specialistische voetzorg en hulpmiddelen zoals steunzolen en orthopedisch schoeisel, zijn essentieel als we de gevolgen van voetproblemen bij deze groep willen verminderen, aldus Williams. Een podiatrist zou deel uit moeten maken van het multidisciplinair team.

---

1   In het artikel wordt 'podiatrist' genoemd. Dit beroep is niet gedefinieerd in Nederland.

Conclusie

Niveau 3	De afwezigheid van professionele voetverzorging kan leiden tot vermindering van mobiliteit en in sommige gevallen tot ernstige complicaties. Specialistische voetverzorging is belangrijk bij personen met een reumatische aandoening om mogelijke complicaties te voorkomen en de mobiliteit te behouden. Williams et al. (2004)

> **Aanbeveling**
> Genoemde specialistische voetverzorging wordt in Nederland uitgevoerd door de medisch pedicure en de podotherapeut.

10.3 Desinfectie

Voordat men aan de behandeling begint, dient de huid te worden gedesinfecteerd.

Er is geen expliciete literatuur gevonden over het gebruik en de werking van alcohol 70-80% bij personen met een reumatische aandoening.

Conclusie

Niveau 4	Er is geen literatuur gevonden over de werking van alcohol 70-80% als desinfectans bij personen met een reumatische aandoening.

Overige overwegingen

Onderzoek naar de toepassing van alcohol 70-80% bij andere voetproblemen ontbreekt. Bekend is dat alcohol 70-80% een schimmeldodende, bacteriedodende en virusdodende werking heeft. Alcohol 70-80% heeft echter ook een ontvettende werking. Dit kan complicaties veroorzaken bij personen met een reumatische aandoening bij wie sprake is van een atrofische huid. In deze situatie is het van belang om met de patiënt te bespreken of de huid moet worden gedesinfecteerd met alcohol 70-80% of dat de huid goed gereinigd wordt met water. Indien wordt gekozen voor desinfectie met alcohol 70-80%, is het belangrijk om na de behandeling de huid te behandelen met een emulsie of olie op hydrofiele basis (zie paragraaf 10.12). Bij de nazorg dient de persoon met een reumatische aandoening extra geïnformeerd te worden over het thuis behandelen van de voeten met emulsie of olie op hydrofiele basis.

> **Aanbevelingen**
> De Code van het Voetverzorgingsbedrijf geeft advies over de te gebruiken middelen voor desinfectie van de intacte huid.
> Er dient rekening te worden gehouden met de ontvettende werking op de huid bij desinfectie met alcohol 70-80%. Na de behandeling dient men de huid in te crèmen met emulsie of olie op hydrofiele basis (zie paragraaf 10.12 en hoofdstuk 12).

10.4   Behandeling van nagelaandoeningen

Een persoon met een reumatische aandoening kan met verschillende nagelaandoeningen geconfronteerd worden. Door perifeer arterieel vaatlijden, verlies van protectieve sensibiliteit, arthritis psoriatica of reumatoïde artritis kunnen de nagels geel en brokkelig worden. Er kan eveneens sprake zijn van onychomycose (zie paragraaf 10.5). Ook door deformiteiten van de voeten en door bewegingsbeperking kunnen nagelproblemen ontstaan, onder andere door druk en wrijving. De behandeling van ontstane nagelproblemen kan door de medisch pedicure op dezelfde wijze uitgevoerd worden als bij een persoon zonder een reumatische aandoening, met uitzondering van nagelproblemen die een belastend risico vormen, zoals omschreven in de inleiding van dit hoofdstuk. Preventie en nazorg verdienen extra aandacht, zie hoofdstuk 12.

Conclusie

Niveau 4	Er is geen literatuur gevonden gericht op de pedicure waarin de behandeling van nagelproblemen bij personen met een reumatische aandoening wordt beschreven.

> Aanbeveling
> De meeste nagelaandoeningen aan voeten van personen met een reumatische aandoening kunnen door de medisch pedicure goed worden behandeld. Indien er sprake is van belastende risico's vindt behandeling plaats na verzoek tot behandeling van de verwijzend arts.

10.5   Onychomycose

Onychomycose is een veel voorkomende aandoening die ook bij personen met een reumatische aandoening kan voorkomen. Er is echter geen literatuur voorhanden over de behandeling van onychomycose bij deze groep cliënten. Wel is literatuur gevonden over de behandeling van onychomycose bij personen met diabetes mellitus.

Wetenschappelijke onderbouwing

Robbins (2003) heeft een literatuuronderzoek uitgevoerd naar het effect van de behandelingen bij personen met onychomycose. De auteur heeft hierbij gebruikgemaakt van 52 verschillende onderzoeken of artikelen. Deze artikelen waren gericht op onderzoeken bij patiënten met diabetes mellitus.

Orale fungicide middelen worden over het algemeen goed verdragen. Er zijn echter belangrijke ongunstige voorvallen gerapporteerd, onafhankelijk van of geassocieerd in wisselwerking met een aantal medicijnen.

De beschikbaarheid van een lokaal middel geeft een clinicus een extra en effectieve behandeloptie die goed verdragen wordt. Om het effect van het lokale middel of de orale behandeling te verhogen, dient men de nagel te behandelen door losse delen weg te halen in combinatie met een van deze opties.

Conclusie

Niveau 4	Het is belangrijk om onychomycose te behandelen om secundaire infecties te voorkomen. Het reduceren van scherpe of dikke nagels en verwijderen van stukjes gebroken dystrofische nagelplaat is noodzakelijk als aanvulling op orale of lokale therapie. Robbins (2003)

Overige overwegingen

De werkgroep is van mening dat het onderzoek van Robbins ook van toepassing is voor personen met een reumatische aandoening. Ten gevolge van de bijwerkingen van DMARD's, NSAID's of corticosteroïden is er een slechtere wondgenezing en verhoogd infectiegevaar, net zoals bij diabetes mellitus.

Omdat zelfinspectie van de voeten door bijvoorbeeld stijfheid en pijn van de gewrichten vaak niet gaat of moeilijk is, is een belangrijke taak van de medisch pedicure om de voeten goed na te kijken op aanwezigheid van een schimmelinfectie.

Na eventueel aanvullend onderzoek kan in overleg met de verwijzend arts de diagnose worden vastgesteld en een behandeling worden gestart. Deze behandeling kan bestaan uit het toedienen van een oraal geneesmiddel en/of door middel van een lokaal fungicide middel.

Het is van belang dat de verdikte nagelplaat regelmatig dunner wordt gefreesd en dat de losse nageldelen worden verwijderd. Het lokale middel kan op deze manier effectiever werken en vermindert tevens een verhoogd risico op secundaire bacteriële infecties.

Advisering en voorlichting met betrekking tot de behandeling van onychomycose zijn belangrijk.

> **Aanbevelingen**
>
> De werkgroep is van mening dat het dun frezen van de nagel en het verwijderen van losse nageldelen de behandeling met fungicide middelen ondersteunt en de kans op beschadiging van de huid vermindert.
>
> Voorlichting over de dagelijkse verzorging van de voeten, de sokken en schoenen is een belangrijk onderdeel van het behandelplan.
>
> Bij personen met een zeer dunne huid mogen geen middelen gebruikt worden die de huid te veel aantasten of uitdrogen. Met de verwijzend arts dient hierover overleg gevoerd te worden vóór een uitwendige behandeling met fungicide middelen wordt gestart. In deze gevallen dient geadviseerd te worden de omringende huid te beschermen. Het is belangrijk de bijsluiter altijd te raadplegen.

10.6 Behandeling van (pseudo) unguis incarnatus

Het is van belang dat de medisch pedicure duidelijk onderscheid kan maken tussen een pseudo unguis incarnatus en een unguis incarnatus. Waar bij de pseudo unguis incarnatus de nagel nog niet in het vlees is gegroeid, is dit bij een unguis incarnatus wel het geval. Door de ingegroeide nagelpunt of nagelsplinter in de huid kan er sprake zijn van een ontstekingsreactie, eventueel gepaard gaande met pusvorming en/of granulatieweefsel in de nagelwal. Indien de nagel dermate in de huid drukt dat er sprake is van ontstekingsreacties, dan mag deze niet meer door de medisch pedicure worden verwijderd, maar dient de persoon met een reumatische aandoening te worden verwezen naar de huisarts. Na behandeling van de huisarts kan de medisch pedicure, in overleg met de verwijzend arts, een behandelplan opstellen om een recidief te voorkomen. Behalve de gebruikelijke methode zoals het vrijhouden van de nagelwal, kan zij ook specialistische technieken overwegen, zie hiervoor hoofdstuk 11.

Conclusie

Niveau 4	Er is geen literatuur gevonden waarin expliciet de behandeling van een (pseudo) unguis incarnatus voor de pedicure wordt beschreven.

> **Aanbeveling**
> De werkgroep is van mening dat een unguis incarnatus met ontsteking na behandeling van de huisarts en na verzoek hiertoe van de huisarts door de medisch pedicure kan worden begeleid om een mogelijk recidief te voorkomen (zie hoofdstuk 11).

10.7 Behandeling van callus, ragaden en clavus

Snijtechniek

Bij personen met een reumatische aandoening ontstaan vaak drukpunten door standsafwijkingen van de voet. Overmatige callus en/of clavus dienen altijd te worden verwijderd door de medisch pedicure.

Wetenschappelijke onderbouwing

Woodburn et al. (2000) hebben onderzoek gedaan naar het effect van pijn in de voorvoet en plantaire druk bij personen met RA als eelt professioneel weggesneden wordt. Bij acht personen (en in dit geval veertien voeten) met RA is door één podotherapeut/pedicure[2] het eelt verwijderd. De subjectieve pijnbelevenis in de voorvoet en globale artritispijn zijn vastgesteld door middel van een visuele analoge schaal (VAS) en dit is zeven dagen na de behandeling herhaald tot de volgende behandeling (28 dagen).

Alle patiënten rapporteerden bij de volgende verwijdering van eelt symptomatische verlichting met een gemiddelde pijnscore van 48% (p = 0,01). Dit behandelingseffect was na zeven dagen weg. Na een nieuwe behandeling bereikte het behandelingseffect een verhoogde piek bij tien van de veertien voeten, terwijl contactduur was verlaagd en piekkracht was toegenomen. Er was geen enkel statistisch verschil bereikt.

Conclusie

Niveau 3	De onderzoeken wijzen uit dat na professionele verwijdering van eelt, personen met RA minder pijn in de voorvoet ervaren. Het effect hiervan is echter na zeven dagen verdwenen. Hierna ervaren personen met RA weer pijn in de voorvoet. Woodbum et al. (2000)

Davys et al. (2005) beschrijven in hun artikel het onderzoek naar pijn in de voorvoet bij personen met RA. In dit onderzoek zijn 38 patiënten willekeurig verdeeld in twee groepen. Bij al deze personen was eelt aanwezig op de MTP's. Pijn in de voorvoet was vastgesteld door middel van

---

2   Podotherapeut/(medisch) pedicure met certificaat 'Voetverzorging bij reumapatiënten'.

een 100 mm VAS. Druk was vastgesteld door middel van een hoogresolutievoetscan. Bij de eerste groep (NCT-groep) werd het aanwezige eelt van de voorvoet verwijderd met een mesje. De tweede groep (SCT-groep) werd behandeld met een bot mesje waarbij men simuleerde dat het eelt werd weggesneden maar in werkelijkheid de hyperkeratose intact werd gelaten. Beide groepen ondergingen de behandelingen geblindeerd. Bij controle van de gesimuleerde behandeling bleek dat de pijn in de voorvoet bij beide groepen met drie punten op de VAS was verbeterd. Twee dagen na de behandeling bereikte de verbetering van pijn een piek en deze verminderde geleidelijk in de volgende 28 dagen. Bij de volgende behandeling verminderde de piek van de eeltdruk bij de NCT-groep en vermeerderde de druk bij de SCT-groep.

Geconcludeerd werd dat pijnlijk plantair eelt bij personen met RA verminderde na behandeling met een scherp mesje, maar dat het effect niet groter was dan bij een gesimuleerde behandeling. Gelokaliseerde druk of de manier van lopen was niet aanmerkelijk verbeterd bij de vervolgbehandeling.

De oorzaken van pijn in de voorvoet kunnen niet alleen worden toegewezen aan plantair eelt. Nader onderzoek is noodzakelijk om behandelingsmethoden te kunnen evalueren.

Conclusie

Niveau 4	De oorzaken van pijn in de voorvoet kunnen niet alleen worden toegewezen aan plantair eelt. Davys et al. (2005)

Bowen et al. (2005) hebben 35 onderzoeken bestudeerd met als doel de huidige evidence-based behandelingen bij voetproblemen in samenhang met RA te onderzoeken op effectiviteit. Zij oordelen dat de onderzoeken niet voldoende bewijs leveren om tot eenduidige conclusies of aanbevelingen te komen over de effectiviteit van podiatrisch ingrijpen bij personen met RA. Echter, steunzolen, aangepaste sokken en oplettendheid bij schoenontwerp hebben alle een positief effect op vermindering van voetpijn bij personen met RA. Als dit gecombineerd wordt met andere lichamelijke therapieën, kan het behandelingseffect groter zijn. Het effect van wegsnijden van eelt echter blijft onbeslist en niet overtuigend. Effecten duurden niet langer dan zeven dagen; dan nam plantaire voorvoetdruk weer toe.

In het literatuuronderzoek zijn geen studies gevonden over het materiaalgebruik met betrekking tot het snijden en/of frezen van callus en/of het verwijderen van een clavus. Om de huid zo min mogelijk te beschadigen, is de werkgroep van mening dat het werken met de nattechniek de voorkeur verdient boven het werken met de droogtechniek. In sommige gevallen is het voor personen (syndroom van Raynaud) prettig als het water op temperatuur is gebracht.

Conclusie

Niveau 4	Steunzolen, aangepaste sokken en schoenontwerp hebben een positief effect op de vermindering van voetpijn. Bowen et al. (2005)

Overige overwegingen

In de praktijk blijkt dat het verwijderen van eelt voor personen met een reumatische aandoening verlichting van pijn geeft, ook al zijn in onderzoek het effect en de duur niet eenduidig aangetoond. Aanvullend onderzoek naar de oorzaak van de eeltvorming moet plaatsvinden.

Het niet-verwijderen van overmatig eelt leidt tot verdere verdikking van het eelt en verhoging van de druk. Het is niet altijd mogelijk om de druk volledig weg te nemen.

> **Aanbevelingen**
> Personen met een reumatische aandoening hebben sneller last van pijn in de voorvoet. Het pathologisch aanwezig eelt kan worden verwijderd en een vervolgbehandeling dient binnen afzienbare tijd plaats te vinden. Er dient per persoon te worden bekeken hoeveel eelt verwijderd kan worden.
>   Wanneer men de tenen gaat ondersteunen verkrijgt men een groter draagvlak voor zowel voorvoet als tenenpartij. Een teenkussen van siliconen kan een gunstig effect hebben op de voorvoet (spreidvoet) en de tenen. Zie hoofdstuk 11.
>   Om de huid zo min mogelijk te beschadigen, is de werkgroep van mening dat het werken met de nattechniek de voorkeur verdient boven het werken met de droogtechniek. In sommige gevallen is het voor personen met het syndroom van Raynaud prettig als het water op temperatuur is gebracht.

Materiaalgebruik

Wetenschappelijke onderbouwing
De search leverde geen hits op.

Conclusie

Niveau 4	Er is gebrek aan bewijs waarin het effect van materiaalkeuze is beschreven bij het snijden en/of frezen van callus, ragaden, clavi bij personen met een reumatische aandoening.

Overige inzichten
De technologie op het gebied van materialen bij snijden en/of frezen van callus, ragaden of clavi heeft zich verder ontwikkeld sinds 2009. Over de effecten van deze materialen is echter weinig bekend in de literatuur. In de praktijk van de medisch pedicure wordt daarentegen wel gebruikgemaakt van nieuwe materialen. De werkgroep is van mening dat een terughoudend beleid bij het gebruik van nieuwe materialen gewenst is.
    In de huidige richtlijn staat de aanbeveling: Het werken met nattechniek verdient de voorkeur boven het werken met droogtechniek. De werkgroep voegt een aanbeveling hieraan toe.

> **Aanbeveling**
> Het advies is om terughoudend te zijn in het gebruik van een hulpmiddel bij het mechanisch snijden van eelt bij personen met een reumatische aandoening.

10.8   Behandeling van een neurovasculaire clavus

Een neurovasculaire clavus is vaak moeilijk handmatig te verwijderen. Zelfs als deze wel kan worden verwijderd, blijft de onderliggende oorzaak bestaan. Voor tijdelijke verlichting wordt aanbevolen om drukreguleringstechnieken toe te passen (zie hoofdstuk 11). Een korter interval tussen de behandelingen kan eveneens resultaat hebben.

Ter voorkoming van de verweking van de huid van personen met een reumatische aandoening wordt het gebruik van een pakking met een hoornoplossende substantie (onder andere salicylzalf) ten zeerste afgeraden.

Conclusie

Niveau 4	Er is geen literatuur gevonden waarin het verwijderen van een neurovasculaire clavus bij personen met een reumatische aandoening wordt beschreven.

> **Aanbeveling**
> De werkgroep is van mening dat een persoon met een reumatische aandoening in verband met de onderliggende oorzaak van een neurovasculaire clavus wordt verwezen naar de verwijzend arts.

10.9   Behandeling van een ulcus

Bij personen met reumatische aandoeningen kan de medisch pedicure geconfronteerd worden met een ulcus.

Wetenschappelijke onderbouwing

In haar boek *Voeten en diabetes* beschrijft Van Putten dat overmatige eeltvorming een uiting is van mechanische stress. Een teveel aan eelt dient altijd te worden verwijderd, omdat eelt op zichzelf al een oorzaak is van een verhoging van plantaire druk. Zo is onderzocht dat slechts een kleine hoeveelheid eelt al een stijging van 26% aan plantaire druk geeft.

Een pre-ulcus is een dreigend ulcus. In geval van overmatige mechanische stress ontstaat eeltvorming. Zodra het eelt sporen van een bloeduitstorting gaat vertonen, is er sprake van een pre-ulcus. Indien op dat moment geen actie wordt ondernomen, zal zich een inwendig ulcus ontwikkelen. Een pre-ulcus kan worden voorkomen indien overmatige eeltvorming wordt tegengegaan. Daarbij is het van belang niet alleen op deskundige wijze het eelt te verwijderen, maar ook om te kijken of de eeltvorming kan worden voorkomen.

Er is veel literatuur gevonden over de behandeling van ulcera. Deze literatuur richt zich met name op de behandeling van ulcera door specialisten en podotherapeuten. De behandeling van een ulcus is medisch van aard en kent gespecialiseerde aspecten.

Doordat personen met verlies van protectieve sensibiliteit en perifeer arterieel vaatlijden een slechte wondgenezing hebben, kan de medisch pedicure in de praktijk te maken krijgen met een ulcus. In dit geval dient de medisch pedicure de persoon in kwestie, samen met haar schriftelijke bevindingen, direct door te verwijzen naar de huisarts (zie hoofdstuk 12). Voor meer informatie met betrekking tot ulcera, zie deel I van dit boek: *Richtlijn behandeling van voeten van personen met diabetes mellitus.*

10.10 Lasertechniek en photodynamic antimicrobial chemotherapy (PACT)

Op het moment van publicatie van de richtlijn in 2009 waren de technieken laser en PACT nog niet bekend in het werkveld van de medisch pedicure. In de afgelopen jaren is er in het veld aandacht gekomen voor deze nieuwe technieken bij de behandeling van onychomycose. De waarde van deze technieken en eventuele risico's zijn nog weinig bekend onder de beroepsgroep.

Wetenschappelijke onderbouwing

Uit de literatuursearch kwamen geen relevante studies naar voren die antwoord geven op de vraag naar de meerwaarde van deze behandeling.

Overige inzichten
De technieken PACT en laser zijn technieken die recentelijk in gebruik zijn genomen in het veld van de medisch pedicure. Uit de literatuur is de effectiviteit, maar ook de veiligheid van het gebruik van de technieken nog niet bekend.

De minister van VWS heeft in een briefrapport van 21 maart 2016 het laseren en aanverwante behandeling aangemerkt als een voorbehouden handeling. Dit heeft gevolgen voor de toepassing van lasertechnieken, niet voor PACT. Hierdoor mogen deze laserbehandelingen alleen door beroepsbeoefenaren worden verricht, die daartoe krachtens de Wet BIG als bevoegd zijn aangemerkt. Er wordt een wetswijziging Wet BIG ingezet, waarin wordt opgenomen dat laserbehandeling als voorbehouden handeling wordt aangemerkt dat beroepsmatig alleen mag worden verricht door artsen en huidtherapeuten. Medisch pedicures kunnen nog wel in opdracht van en onder verantwoordelijkheid van bevoegde beroepsbeoefenaren lasertechnieken toepassen, wanneer de opdrachtgever redelijkerwijs mag aannemen dat zij beschikt over de bekwaamheid, die vereist is voor het behoorlijk uitvoeren van de opdracht. Wanneer de medisch pedicure de behandeling in opdracht uitvoert, dient zij te handelen overeenkomstig de aanwijzingen van de opdrachtgever. Deze situatie wordt in de beroepspraktijk aangeduid met *verlengde arm constructie*. In de situatie van gecontracteerde voetzorg zal niet alleen een verwijzing van de voorbehouden behandelaar maar ook overleg met de casemanager van toepassing zijn.

> ### Aanbeveling
> Het advies is om terughoudende te zijn in het gebruik van PACT bij onychomycose op genezing bij personen met een reumatische aandoening.
>
> Het is de medisch pedicure niet toegestaan in haar praktijk zelfstandig laserbehandeling toe te passen, tenzij sprake is van een zogenaamde verlengde arm constructie.

10.11 Wondverzorging/-behandeling

Het voorkómen van wondjes en een goede wondverzorging/wondbehandeling zijn essentieel in verband met een slechtere wondgenezing en verhoogd infectiegevaar bij mensen met RA.

Er dient onderscheid te worden gemaakt tussen wondverzorging en wondbehandeling. De medisch pedicure krijgt met wondverzorging te maken indien zij zelf een wond maakt of bij signalering van een ulcus. Wondverzorging vindt plaats volgens de Code van het Voetverzorgingsbedrijf. Wondbehandeling is een medische handeling die in opdracht van een arts dient plaats te vinden. Uit bestudeerde artikelen over wondbehandeling komt naar voren dat per persoon moet worden bekeken welke materialen en middelen het best geschikt zijn. Wondbehandeling is een aanvullend specialisme. Het kan tot het vakgebied van de medisch pedicure behoren na het volgen van aanvullende scholing op dit gebied.

Wetenschappelijke onderbouwing

Ogrin (2002) heeft een artikel geschreven over het gebruik van povidone-lodine (PVP-I) in gekleurd desinfectans bij acute en chronische wonden. Gekleurde desinfectantia bevatten een hoog percentage PVP-I (10%). Laboratoriumonderzoeken geven aan dat bij deze concentratie PVP-I giftig is voor wondgenezende cellen, zoals fibroblasten en keratinocyten. Tevens levert het vertraging op in het wondgenezingsproces. Lagere concentraties van 0,01% PVP-I hebben antiseptische effecten zonder dat zij cellen vernietigen. Omgekeerd echter, hebben testen op het lichaam aangegeven dat wondgenezende cellen niet beschadigd raken bij het gebruik van 10% PVP-I.

Volgens het onderzoek van Ogrin is op dit moment het gebruik van PVP-I (10%) bij een wond beperkt tot de beginfase van genezing en bij acute wonden. Verder onderzoek is nodig om de werking van PVP-I bij wondgenezing van chronische en acute wonden kritisch te beoordelen en passend gebruik te garanderen.

Volgens Ogrin is geconcludeerd dat bij langdurig gebruik van hoge concentraties PVP-I er problemen kunnen optreden in de schildklier.

In het algemeen is het gebruik van PVP-I (10%)-crème of -oplossing in de beginfase van een kleine wond niet schadelijk.

Conclusie

Niveau 4	Het wordt afgeraden om hoge concentratie PVP-I langdurig te gebruiken. Ogrin (2002)

Robinson et al. (1998) schrijven in een artikel dat het van belang is, om infectiegevaar te voorkomen, een wond niet af te plakken met niet-luchtdoorlatende materialen. Het veelvuldig verwijderen van een verband kan de integriteit van een wond beïnvloeden. De gebruikte verbandmaterialen verkleinen de noodzaak om een verband veelvuldig te verwisselen en voorkomen daarmee verstoring van het genezingsproces. Het afdekken van een wond verlaagt het risico op infiltratie van pathogene organismen.

Conclusie

Niveau 4	Het afdekken van een wond vermindert het risico op infiltratie van pathogene organis-men. Robinson et al. (1998)

Overige overwegingen

Wondbehandeling van een ulcus dient te gebeuren door een team van specialisten. Eventueel kan het team een wondverzorgingsproduct voorschrijven waarmee de medisch pedicure de reeds bestaande wond kan en mag verzorgen of behandelen, bijvoorbeeld na een pedicure-behandeling.

Indien een wond nat mag worden, verdient het aanbeveling om het wondverband te verwijderen nadat het nat is gemaakt om huidbeschadiging te voorkomen.

Bij het afdekken van een kleine (door de medisch pedicure gemaakte) wond dient gebruik te worden gemaakt van materialen volgens de Code van het Voetverzorgingsbedrijf.

Er is geen onderzoek gevonden over het gebruik van wondverzorgingsproducten bij personen met een reumatische aandoening dat van toepassing is voor de medisch pedicure.

❯ Aanbevelingen

Gebruik een wonddesinfectiemiddel met een RVG-nummer volgens de Code van het Voetverzorgingsbedrijf.

Langdurig gebruik van PVP-I wordt afgeraden.

Er zijn veel verschillende wondbedekkers en manieren van wondbehandeling. Indien de medisch pedicure zich hierin wil specialiseren, dient zij aanvullende opleidingen te volgen.

10.12 Afsluiting van de behandeling

Emulsies paraffine en vaseline

Na de behandeling dient de voet altijd te worden verzorgd met een geschikte emulsie voor de voeten. Een voetencrème met uitsluitend de bestanddelen paraffine en vaseline is niet geschikt voor de huid van personen met een reumatische aandoening. Geadviseerd wordt om een olie in hydrofiele oplossing of een emulsie te gebruiken die geschikt is voor personen met een dunne en kwetsbare huid. Steunkousen met latex (meestal vlakbreikousen) zijn niet bestand tegen crèmes. Na de behandeling mag men daarom de huid niet crèmen. Eventueel kan in overleg met de cliënt worden besloten om de steunkousen op een later tijdstip aan te trekken. Steunkousen gemaakt van kunststof (rondbreikousen) kunnen wel tegen crèmes.

Wetenschappelijke onderbouwing

Uit de literatuursearch kwamen geen relevante studies naar voren die antwoord geven op de vraag: wat is het effect van paraffine en vaseline op de huidconditie (soepelheid, hydratatie, biofilm) van de voet van een persoon met een reumatische aandoening?

Conclusie

Niveau 4	Er is gebrek aan bewijs waarin het risico van het gebruik van salicylzalf of ureum 20-40% op voeten van personen met een reumatische aandoening op huidbeschadigingen is onderzocht.

Overige inzichten

Uit de literatuursearch zijn geen studies naar voren gekomen die de effectiviteit van de werking van paraffine en/of vaseline op de huidconditie beschrijven, specifiek voor een persoon met een reumatische aandoening. De resultaten bij personen met diabetes mellitus vormen wel een indicatie dat een crème waarin het bestanddeel 5% ureum is opgenomen, leidt tot vermindering van xerosis en betere huidhydratatie van de huid in vergelijking met een crème zonder ureum. Zodoende is de werkgroep van mening dat een middel met soortgelijke werking een bijdrage kan leveren aan hydratatie bij een reumatische aandoening. In de huidige richtlijn staat de aanbeveling: crèmes met de bestanddelen paraffine en vaseline zijn niet geschikt voor de huid van personen met een reumatische aandoening.

❯ Aanbevelingen
Het verdient aanbeveling om de cliënt te stimuleren om ook thuis regelmatig een speciale emulsie te gebruiken om de huid zo zacht en soepel mogelijk te houden (zie hoofdstuk 5).
Crèmes met uitsluitend de bestanddelen paraffine en vaseline zijn niet geschikt voor toepassing op de huid van personen met een reumatische aandoening.
Steunkousen met latex (meestal vlakbreikousen) zijn niet bestand tegen crèmes. Na de behandeling mag men daarom de huid niet crèmen. Eventueel kan in overleg met de cliënt worden besloten om de steunkousen op een later tijdstip aan te trekken. Steunkousen gemaakt van kunststof (rondbreikousen) kunnen wel tegen crèmes.

10.13   Huidbeschadiging voeten door gebruik zalf

De oorspronkelijke richtlijnen uit 2009 geven geen advies over het gebruik van ureum. De werkgroep hecht er waarde aan om hier aandacht aan te besteden, aangezien er de laatste jaren steeds meer producten op de markt komen met (relatief hoge) doseringen ureum. De richtlijnen uit 2009 gaan wel in op het gebruik van salicylzalf maar geven hier geen advies over. De werkgroep is van mening dat hier door nieuwe inzichten uit praktijkgebruik nader aandacht aan besteed dient te worden.

Wetenschappelijke onderbouwing

Uit de literatuursearch kwamen geen relevante studies naar voren die antwoord geven op de vraag naar huidbeschadiging.

Conclusie

Niveau 4	Er is gebrek aan bewijs waarin het risico van het gebruik van salicylzalf of ureum 20-40% op voeten van personen met een reumatische aandoening op huidbeschadigingen is onderzocht.

Overige inzichten

De effectiviteit en veiligheid van het gebruik van salicylzalf of ureum 20-40% is nog niet bekend in de literatuur. Uit ervaring met het gebruik van deze middelen in de praktijk is een goed beeld ontstaan van de toepassing van deze middelen op de voeten. Het wordt algemeen afgeraden om producten met verwekende werking toe te passen bij mensen die een gevoelige huid hebben, zoals mensen met een reumatische aandoening. Dit vanwege het risico op mogelijke infecties. Vanuit dit uitgangspunt is de werkgroep van mening dat het gebruik ureum 20-40% vanwege de verwekende werking mogelijk risico's met zich mee kan brengen. Zodoende dient men hier terughoudend mee te zijn. Omdat salicylzalf naast een verwekende werking een etsende werking kent, dient de toepassing hiervan bij mensen met reuma te worden afgeraden.

❯ Aanbevelingen

Het advies is om terughoudend te zijn in het gebruik van ureum 20-40% op voeten van personen met een reumatische aandoening.

Het gebruik van salicylzalf op voeten van personen met een reumatische aandoening wordt afgeraden.

10.14 Aanvullende notities

❯ Interactie miconazol en acenocoumarol

Personen die onder behandeling zijn van de medisch pedicure kunnen ook onder behandeling zijn bij de trombosedienst. Bij deze groep is het belangrijk om rekening te houden met specifieke interactie tussen middelen die gebruikt worden door de pedicure en de trombosedienst. Op basis van het *Farmacotherapeutisch kompas* van Zorginstituut Nederland mag het middel miconazol niet gebruikt worden als de persoon een antistollingsmiddel krijgt toegediend op basis van acenocoumarol: het effect van de middel op de stollingstijd is te groot of te onvoorspelbaar.

❯ Toepassing waterstofperoxide bij personen met een reumatische aandoening

Bij het schoonmaken van de nagelomgeving en/of de huid bij personen met een reumatische aandoening dient vanwege de kwetsbaarheid van de huid zorgvuldigheid in acht genomen te worden. Dit geldt in het bijzonder wanneer er sprake is van huidschade als gevolg van schimmelinfectie. De nagelomgeving dient schoongemaakt te worden met huidvriendelijke stoffen. Toepassing van aggressieve stoffen als waterstofperoxide (H_2O_2) (ongeacht percentage) dient vermeden te worden. Vóór het uitspoelen van een gemaakte wond verdient een huidvriendelijk product zoals een fysiologische zoutoplossing de voorkeur.

Specialistische technieken

❓ Uitgangsvragen

— Welke voorwaarden zijn noodzakelijk om technieken te kunnen en mogen toepassen bij een persoon met een reumatische aandoening? En welke technieken komen vervolgens in aanmerking?
— Wat is de effectiviteit van een nagelbeugel op het reguleren van ingegroeide en ingroeiende nagels bij personen met een reumatische aandoening?

Paragraaf 11.6 geeft een aanvullende notitie over het gebruik van plaklagen antidrukmaterialen. Voor dit onderwerp is geen uitgangsvraag geformuleerd, maar gedurende het ontwikkelen van de herziene versie was er toch de behoefte om hier aandacht aan te besteden.

11.1   Inleiding

Dit hoofdstuk gaat over het gebruik van specifieke specialistische technieken aan de voet bij personen met een reumatische aandoening. Dit zijn: nagelregulatie, nagelreparatie, drukreguleringstechnieken en siliconenortheses. Beschreven zal worden welke technieken en materialen veilig en verantwoord toegepast kunnen worden bij deze cliënten. Ondanks de uitgebreide zoektocht naar wetenschappelijke literatuur over nagelregulatie- en reparatietechnieken, drukreguleringstechnieken en orthesetechniek bij personen met een reumatische aandoening, blijken er geen artikelen voorhanden.

Om de behandeling aan een voet van een persoon met een reumatische aandoening goed te kunnen uitvoeren, is een gedegen kennis van de meest voorkomende reumatische aandoeningen nodig. Er kunnen immers complicaties optreden, al dan niet in combinatie met specifiek medicijngebruik voor deze ziekte, zoals een atrofische huid, infectiegevaar en gewrichtsbeperkingen. Zo kan bijvoorbeeld een kunstgewricht gaan infecteren en/of loslaten. Een ander voorbeeld is een extreem atrofische huid, ontstaan door het gebruik van onder andere prednison. Ook moet men zich altijd realiseren dat de voeten vaak pijnlijk zijn en dat het vasthouden van de voet tijdens het behandelen voorzichtig moet gebeuren.

Personen met een reumatische aandoening met een van de hierna genoemde extra belastende risico's kunnen met behulp van de genoemde technieken behandeld worden op verzoek van de verwijzend arts:
— verlies van protectieve sensibiliteit;
— ernstig oedeem in de enkels;
— wond aan voet en/of onderbeen;
— ulcus aan voet en/of onderbeen;
— ontstekingsverschijnselen aan voet en/of onderbeen;
— atrofische huid;
— schimmelinfecties aan huid en/of nagels;
— vasculitis;
— eczeem.

Een compressieneuropathie bij reumatische aandoeningen kan ontstaan door afknelling bij oedeemvorming in de enkels, zwelling rondom en binnen de voetgewrichten en door extreme standsafwijkingen aan de voet.

Cliënten die geen van de belastende risico's hebben op het moment van behandeling, maar wel een reumatische aandoening, kunnen ook door de medisch pedicure behandeld worden met de volgende technieken.

11.2 Nagelregulatie

Algemeen

┌─ Nagelregulatie ───
│
│ Het verbeteren en begeleiden van de (hyper)convexe pijnlijke nagelvorm of ingroeiende
│ nagels door middel van heveling met behulp van beugeltechnieken.
│
└──

Indicaties:
- Ingroeiende of pijnlijke nagels aan de voeten van personen met een reumatische aandoening die onder controle staan en bij wie geen sprake is van de hiervoor genoemde belastende risico's. Indien daar wel sprake van is, uitsluitend op verzoek tot behandeling van de verwijzend arts.

Absolute contra-indicaties:
- wond, ulcus, huiddefecten of ontstekingsverschijnselen aan de teen waarop de beugel geplaatst wordt;
- (beginnende) dementie, tenzij overleg plaatsvindt met partner of verzorgende;
- onycholysis;
- overgevoeligheid voor de te gebruiken materialen.

De verschillende soorten beugels zijn opgenomen in ▶ bijlage 9.
Advies met betrekking tot controle:
- altijd controle één week na plaatsing;
- vervolgens elke zes weken;
- bij ontstane roodheid of klachten beugel verwijderen en/of cliënt doorsturen naar verwijzend arts.

> **Aanbeveling**
> Schriftelijke informatie wordt aan de cliënt meegegeven. Thuis kan men dan nog eens nalezen waar op gelet moet worden (bijvoorbeeld roodheid of eventuele drukplekjes). Kan de cliënt dit niet zelf, dan kan de partner of verzorgende deze informatie nalezen, zie ▶ bijlage 6.

Wetenschappelijke onderbouwing

Uit de literatuursearch kwamen geen relevante studies naar voren die antwoord geven op de vraag naar het effect van nagelregulatie.

Conclusie

Niveau 4	Er is gebrek aan bewijs waarin de effectiviteit van een nagelbeugel op het reguleren van ingegroeide en ingroeiende nagels bij personen met een reumatische aandoening.

Overige inzichten

Het reguleren van ingegroeide en ingroeiende nagels bij personen met een reumatische aandoening kan op verschillende manieren aangepakt worden. Het gebruik van een nagelbeugel is een methode. Daarnaast kan ook gedacht worden aan het goed schoonmaken van de nagelwallen of de zijkanten van de nagels vrij laten liggen in de nagelplooi. Uit de literatuur is niet duidelijk geworden wat de effectiviteit van een nagelbeugel is op het reguleren van ingegroeide en ingroeiende nagels.

> **Aanbevelingen**
> Voor het reguleren van zowel een pseudo unguis incarnatus als een unguis incarnatus bij personen met diabetes mellitus start de behandeling met het schoonhouden van de nagelomgeving.
> Indien het reinigen van de nagelomgeving niet het gewenste resultaat heeft bij het reguleren van de pseudo unguis incarnatus geeft, wordt geadviseerd terughoudend te zijn in het gebruik van de nagelbeugel. Bij een unguis incarnatus mag alleen een nagelbeugel worden toegepast na verwijzing door de huisarts.

11.3   Nagelreparatie

Algemeen

> **Nagelreparatie**
> Het tijdelijk verbeteren en herstellen van de nagelplaatstructuur door middel van nagelreparatiematerialen bij een persoon met een reumatische aandoening met als doel een gezonde nageluitgroei te bewerkstelligen.

Indicaties:
- Defecten aan de nagelplaat zoals scheuren en splijten van de nagel, ontbrekende nagelhoeken, of véél te korte nagels aan de voeten van personen met een reumatische aandoening die onder controle staan en bij wie geen sprake is van de hiervoor genoemde belastende risico's. Indien daar wel sprake van is, uitsluitend op verzoek tot behandeling van de verwijzend arts.

Absolute contra-indicaties:
- wond, ulcus, huiddefecten of ontstekingsverschijnselen aan de teen en/of het nagelbed waarop de (gedeeltelijke) kunstnagel geplaatst wordt;
- (beginnende) dementie, tenzij overleg plaatsvindt met partner of verzorgende;
- onycholysis;
- overgevoeligheid voor de te gebruiken materialen.

Advies met betrekking tot controle:
- altijd controle één week na plaatsing;
- vervolgens elke zes weken;
- bij roodheid en/of klachten de (gedeeltelijke) kunstnagel verwijderen en eventueel naar de verwijzend arts sturen.

Er kunnen druklocaties ontstaan door gebruik van nagelreparatiematerialen.
Er kan overgevoeligheid ontstaan voor een van de gebruikte materialen.
Voor een overzicht van de te gebruiken materialen, zie ▶ bijlage 10.

> **Aanbevelingen**
> Na het toepassen van nagelreparatietechnieken dienen de nagels zorgvuldig glad en
> goed afgerond afgewerkt te worden. Dit om drukplekken of huidbeschadigingen te
> voorkomen. Dit dient ook bij de controle te gebeuren.
> Schriftelijke informatie wordt aan de cliënt meegegeven. Thuis kan men dan nog
> eens nalezen waar op gelet moet worden (bijvoorbeeld roodheid of eventuele druk-
> plekjes). Kan de cliënt dit niet zelf, dan kan de partner of verzorgende deze informatie
> nalezen; zie ▶ bijlage 8.

11.4 Drukreguleringstechniek

Algemeen

> **Drukreguleringstechniek**
>
> Het tijdelijk ontlasten (= offloading) van (gedeelten) van de voet en/of tenen bij verhoogde
> druk bij personen met een reumatische aandoening.

Hierbij moet gekeken worden naar de gevoeligheid en conditie van de huid, de beweeglijkheid
van de gewrichten en naar de invloed en de effecten die de gebruikte materialen hebben.
De ruimte die het materiaal inneemt in de schoen is van significant belang. Het gaat hier niet
om de wondbehandeling zelf (deze is voorbehouden aan gespecialiseerde wondbehandelaren),
maar om de druk te verdelen rondom het ulcus of de wond, waarbij de wond verzorgd kan
worden op aanwijzing van de arts.
Indicaties:
- Ingroeiende teennagels.
- Drukgevoelige locaties, onder andere daar waar zich eelt en/of likdoorns bevonden, en/of
rode plekken aan de voet, zowel preventief als protectief na behandeling bij personen met een
reumatische aandoening die onder controle staan en bij wie geen sprake is van één of meer
belastende risico's. Indien daar wel sprake van is, uitsluitend op verzoek tot behandeling van
de verwijzend arts.
- Bij een wond/ulcus kan door middel van drukreguleringsmaterialen de druk verdeeld worden, waarbij de wond wordt verzorgd, uitsluitend op verzoek van een arts en wanneer een
medisch pedicure werkzaam is binnen een multidisciplinair voetenteam.

Absolute contra-indicatie:
- defecte huid in het gebied waar het drukreguleringsmateriaal geplakt moet worden;
- allergie voor te gebruiken pleistermateriaal of kleeflaag;
- (beginnende) dementie, tenzij overleg plaatsvindt met partner of verzorgende.

De medisch pedicure zal een gevoelige nagelwal tamponneren en hiervoor materialen gebruiken die daarvoor geschikt zijn, zoals Copoline of een met een desinfecterende zalf geïmpregneerd gaas. In geval er Copoline gebruikt wordt, dient er achteraf opnieuw gedesinfecteerd te worden.
Advies met betrekking tot controle:

- altijd na één week;
- vervolgens om de twee weken.

De voor- en nadelen van de verschillende materialen zijn opgenomen in ► bijlage 11.

❯ Aanbevelingen
Gebruik geen gaas, watjes of likdoornringetjes ter bescherming van de voet. Dit wordt bij de gevoelloze voet niet waargenomen, maar neemt wel ruimte in en kan daardoor nieuwe drukplekken (en ulcera) geven.
Bij drukreguleringsmaterialen die op de voet geplakt moeten worden, is het beter die te verwijderen na het douchen (plaklaag laat gemakkelijker los).
In geval van een ulcus dient de medisch pedicure zich te houden aan de afspraken binnen het specialistisch voetenteam.
Let bij het toepassen van drukreguleringstechnieken altijd op de ruimte die ingenomen wordt in de schoenen en maak het materiaal goed passend op de voet, rekening houdend met de anatomische structuren.
Schriftelijke informatie wordt aan de cliënt meegegeven. Thuis kan men dan nog eens nalezen waar op gelet moet worden (bijvoorbeeld roodheid of eventuele drukplekjes). Kan de cliënt dit niet zelf, dan kan de partner of verzorgende deze informatie nalezen; zie ► bijlage 7.

11.5 Siliconentechniek

Algemeen

┌─ Antidrukmaterialen ──────────────────────────
Het tijdelijk of blijvend ontlasten van de tenen of aangrenzende voetgedeelten bij verhoogde druk of bij een afwijkende teenstand bij personen met een reumatische aandoening.
└──

Indicaties:
- Een orthese wordt gemaakt voor rode/drukgevoelige plaatsen aan of tussen de tenen en bij afwijkende teenstanden bij personen met een reumatische aandoening die onder controle staan en bij wie geen sprake is van één of meer belastende risico's. Indien daar wel sprake van is, wordt een siliconenorthese uitsluitend gemaakt na verzoek tot behandeling door een verwijzend arts. Bij personen met een reumatische aandoening is de keuze van de hardheid van het siliconenmateriaal een bijzonder aandachtspunt.

Absolute contra-indicaties:
- een defecte huid in het gebied waar de siliconenorthese gedragen moet worden;
- (beginnende) dementie tenzij overleg plaatsvindt met partner of verzorgende;
- allergie voor het materiaal.

Een orthese kan na de behandeling tijdelijk of langdurig tot blijvend door de cliënt gedragen worden. De medisch pedicure kan een drukregulerende orthese maken met een preventief of protectief karakter. Hierbij moet gekeken worden naar de gevoeligheid en conditie van de huid, de beweeglijkheid van de gewrichten en naar de invloed en de effecten die de gebruikte materialen hebben. De ruimte die een orthese inneemt in de schoen is van significant belang. Bovendien dient de siliconenorthese altijd glad geslepen te zijn en moeten de randen dun en op nul geslepen zijn.

De huidconditie is belangrijk en er moet rekening gehouden worden met eventueel aanwezige risicofactoren, zoals een atrofische huid, verlies protectieve sensibiliteit en/of perifeer arterieel vaatlijden. Dit in verband met de kans op het ontstaan van een drukplek, indien de orthese te dik is of niet goed past. Afhankelijk van het doel dat men wil bereiken, kan men kiezen tussen verschillende hardheden (shorewaarden) van het orthesemateriaal.

Shorewaarde

Shorewaarde

Een waarde die de oppervlaktehardheid weergeeft van een materiaal, ofwel de weerstand van een materiaal, gemeten door middel van puntbelasting. In dit geval is het materiaal siliconen.

Een van de vele manieren om de hardheid te bepalen is met behulp van de zogenoemde durometer, ontwikkeld door A.F. Shore. De term durometer kan zowel verwijzen naar het instrument als naar de gemeten waarde. Door middel van een gestandaardiseerde testmethode (ASTM D2240 en ISO 868) wordt met behulp van de durometer de weerstand gemeten van de oppervlakte van het materiaal. De weerstand is afhankelijk van de hardheid van het materiaal, de visco-elastische eigenschappen, de vorm van de staaf waarmee de kracht wordt uitgeoefend en de duur van de test.

De gemeten waarden worden uitgedrukt in durometer (shore) en liggen tussen de 0 en 100. Als de indruk maximaal is, dan is de shorewaarde 0. Is het siliconenmateriaal echter zo hard dat het helemaal niet ingedrukt kan worden, dan spreekt men van een shorewaarde van 100.

Bij het werken met siliconenmaterialen voor de voeten wordt gewerkt met hardheden met een maximale shorewaarde van 40. De functie van de orthese bepaalt de keuze die de medisch pedicure maakt ten aanzien van het siliconenmateriaal. De drukregulerende orthese met een uitsluitend ontlastende functie wordt van een zacht tot superzacht siliconenmateriaal gemaakt, terwijl de corrigerende orthese van een wat hardere siliconensoort gemaakt wordt. De shorewaarde bepaalt in welke mate het siliconenmateriaal corrigerend, ontlastend of drukregulerend werkt.

Advies met betrekking tot controle:
- altijd na één week;
- vervolgens na twee weken;
- vervolgens elke zes weken.

> **Aanbevelingen**
> Kies gefundeerd voor een bepaalde shorewaarde, waarbij te allen tijde de huidconditie in ogenschouw genomen moet worden.
> **Voor** het verminderen van de plantaire druk, evenals de dorsale en interdigitale druk, dient altijd het eelt verwijderd te zijn, alvorens de orthese te dragen.

Schriftelijke informatie wordt aan de cliënt meegegeven. Thuis kan men dan nog eens nalezen waar op gelet moet worden (bijvoorbeeld roodheid of eventuele drukplekjes). Kan de cliënt dit niet zelf, dan kan de partner of verzorgende deze informatie nalezen; zie ▶ bijlage 5.

Let op de hoeveelheid ruimte die door de orthese in de schoen ingenomen wordt.

11.6   Aanvullende notitie – gebruik plaklagen antidrukmaterialen

In de praktijk wordt bij de toepassing van antidrukmaterialen gebruikgemaakt van plaklagen met verschillende basis, waaronder een hypoallergene plaklaag (Hapla) en een zinkoxydeplaklaag (Zopla). In de praktijk is de ervaring dat middelen met een hypoallergene plaklaag huidvriendelijker zijn dan de materialen met de zinkoxydeplaklaag. Deze laatste kan bijwerkingen geven als roodheid, irritatie of beschadiging van de huid. Alle plaklagen kunnen bijwerkingen geven, dus frequent plakken wordt afgeraden.

Nazorg: preventie, educatie, emotionele aspecten en organisatie van zorg

Uitgangsvraag

Wat moet er aan de nazorg toegevoegd worden indien er sprake is van een persoon met een reumatische aandoening?

12.1   Inleiding

Mensen met reuma ontdekken hoe belangrijk hun voeten zijn; zoals in hoofdstuk 1 beschreven, krijgt meer dan 70% voetklachten. Pijn, zwelling, standverandering en huidaandoeningen aan de voeten zijn vaak de eerste symptomen bij reuma. De nazorg dient gericht te zijn op het voorkomen en verlichten van voetproblemen. Dit is te bereiken door risicofactoren te verkleinen of uit te sluiten en door vroegtijdige signalering van voetproblemen. Het voetonderzoek en de behandeling staan beschreven in hoofdstuk 8 en 9. Dit hoofdstuk beschrijft de preventie en overige onderdelen daarvan: educatie, emotionele aspecten en de organisatie van de zorg. Deze onderdelen staan apart beschreven om ze als accenten toe te kunnen lichten. Het zal echter duidelijk zijn dat ze met elkaar verweven zijn tot één onlosmakelijk geheel: de preventie.

12.2   Preventie

Merck Manual 2005 Medisch handboek definieert preventieve geneeskunde als volgt: 'Preventieve geneeskunde richt zich op voorkoming van ziekten en diagnose van ziekten in een vroeg stadium, wanneer er vaak nog geen symptomen zijn en de kans op herstel het grootst is. Dit medisch specialisme richt zich op bevordering van de gezondheid en verkleining van de gezondheidsrisico's, door middel van specifieke maatregelen om ziekte, invaliditeit en voortijdig overlijden tegen te gaan.

Preventieve geneeskunde is in sterke mate afhankelijk van het risicoprofiel: het risico om een bepaalde ziekte te krijgen op basis van factoren als leeftijd, geslacht, ziekten in de familie, levensstijl en fysieke en sociale omgeving. Mensen die zich bewust zijn van de risico's op basis van hun risicoprofiel kunnen maatregelen nemen om deze risico's te verkleinen.'

Preventie kan op drie niveaus plaatsvinden (naar *Merck Manual Medisch handboek*, 2005):
1. Primaire preventie is erop gericht te voorkomen dat de aandoening zich manifesteert, veelal door de risicofactoren voor een gezondheidsprobleem te verkleinen of uit te sluiten. Vaccinatie en voorlichting zijn vormen van primaire preventie. Welk type primaire preventieve zorg wordt verstrekt, hangt af van de gezondheid en het risicoprofiel van de betreffende persoon.
2. Secundaire preventie richt zich op vroegtijdige ontdekking en behandeling van de aandoening, vaak nog voor er symptomen zijn. Daardoor wordt het risico van een ongunstige afloop geminimaliseerd. Secundaire preventie kan plaatsvinden in de vorm van een bevolkingsonderzoek, bijvoorbeeld mammografie voor opsporing van borstkanker.
3. Tertiaire preventie houdt een bestaande, meestal chronische aandoening onder controle om verder functieverlies te voorkomen. Tertiaire preventie bij mensen met diabetes mellitus bijvoorbeeld is gericht op nauwlettende controle van de bloedglucosespiegel, optimale huidverzorging en het nemen van voldoende lichaamsbeweging om hart- en vaatziekten te voorkomen. Bij reuma gaat het dan bijvoorbeeld om goede voetondersteuning ter voorkoming van voetklachten.

Preventie kan de algehele gezondheidstoestand verbeteren en biedt kansen om de kosten van de gezondheidszorg terug te dringen.

Pogingen vanuit de gezondheidszorg om mensen te stimuleren een gezondere levensstijl te kiezen, zijn minder succesvol dan vaccinatieprogramma's en bevolkingsonderzoek.

Wetenschappelijke onderbouwing

Vogelgesang et al. (2006) beschrijven niet-operatieve handelingen bij de reumatische voet. Lokale corticosteroïdinjecties, inlegzolen, gewrichtsbescherming en geschikt schoeisel zijn belangrijke therapievormen binnen de totale geneeskundige zorg. Inlegzolen, die het best kunnen worden aanbevolen in samenwerking met een podotherapeut, verminderen en verdelen de druk, ondersteunen instabiele gewrichten, beperken beweging van ontstoken gewrichten en bieden bescherming. Het juiste schoeisel voor de reumatische voet is gemaakt van zacht leer, heeft voldoende teenruimte en ondersteunt de lengtebogen.

Conclusie

Niveau 4	Voetproblemen zijn veelal de eerste uitingen van RA. Het basisprincipe van niet-operatief handelen is het onder controle houden van ontstekingsprocessen door middel van rust en medicatie. Ter bescherming van de aangedane voet wordt zorgvuldige selectie van schoeisel aangeraden. Vogelgesang et al. (2006)

Korda et al. (2004) schrijven dat mechanische, infectieuze en neurovasculaire complicaties aan de voet regelmatig voorkomen bij personen met een reumatische aandoening. Voor een deel komt dit doordat lichamelijke klachten de dagelijkse zorg voor de voeten bemoeilijken. Voor de juiste diagnose en behandeling is nauwe samenwerking nodig tussen reumatoloog, podotherapeut, fysiotherapeut en ergotherapeut. De auteurs geven aan dat goedzittend schoeisel de belangrijkste factor is in de preventie van voetdeformaties. Een zeer belangrijk onderdeel van patiënteneducatie is de patiënt het nut van geschikt schoeisel te doen inzien. Deskundige zorgverleners dienen schoeisel te kunnen beoordelen op doelmatigheid. Schoenen en inlegzolen bij RA-patiënten hebben de volgende effecten tot doel:

- gewrichtsstabilisatie;
- gewrichtsondersteuning ter voorkoming van overmatige stress;
- pijnreductie;
- preventie van deformatie;
- functieverbetering;
- reductie van ontstekingen door gewrichtsontlasting;
- drukregulering;
- verbetering van mobiliteit.

Conclusie

Niveau 4	Reumatische aandoeningen treffen vaak de voet. Reumapatiënten zijn veelal niet in staat om zelf hun voeten te verzorgen. Dit kan leiden tot secundaire mechanische of infectieuze voetproblemen. Zowel voetonderzoek als inspectie van de schoenen behoren daarom deel uit te maken van de patiëntenzorg.

Het is aannemelijk dat inlegzooltjes én speciaal geselecteerd schoeisel een gunstig effect hebben op vermindering van voetklachten. (Korda et al., 2004)

In de *Richtlijn Reumatoïde artritis* (2008) van de Nederlandse Vereniging voor Reumatologie staan de reviews van Egan (2001) en Farrow (2005) verwerkt. Zij beschrijven dat artritis van de gewrichten van de voor- en middenvoet en/of de enkel vaak voorkomt bij RA. Pijn, zwelling, standverandering en beschadiging van de huid kunnen het dragen van confectieschoeisel bemoeilijken.

Conclusie

Niveau 4	Bij een persoon met reuma moet de schoen perfect passen. (NVR/CBO, 2008)

Schoenadvies

Het hier beschreven schoenadvies is afkomstig uit verschillende literatuuronderzoeken (Korda et al., 2004; Vogelgesang et al., 2006), informatie van de Reumapatiëntenbond en de praktijk van de medisch pedicure.

Geschikt schoeisel is een van de belangrijkste therapievormen bij personen met een reumatische aandoening. Voorkómen van pijn, overmatige mechanische stress en preventie van voetdeformaties zijn hierin belangrijke factoren. Schoenadvies dient dan ook een essentieel onderdeel te zijn binnen de reumazorg.

Het is belangrijk dat de medisch pedicure samen met de patiënt een inspectie van de schoenen uitvoert, voordat de medisch pedicure een schoenadvies geeft. Aspecten die zeker aan de orde dienen te komen bij de schoeninspectie zijn de functie van de schoen, de leerkwaliteit, de pasvorm, de plaats van eventueel stiksel, mogelijke slijtage van de loopzool, mogelijke defecten aan en in de schoen en het onderhoud van de schoen.

Een persoon met een reumatische aandoening heeft baat bij een perfect passende schoen. De eigen betrokkenheid is daarin belangrijk – dan pas heeft advisering enige zin. Dit kan namelijk resulteren in een stuk zelfzorg waarbij eigen verantwoordelijkheid genomen wordt voor het dragen van passend schoeisel.

De juiste schoen voor de reumatische voet is gemaakt van soepel leer, heeft een goede pasvorm, een stevig contrefort, voldoende teen- en breedteruimte en heeft geen voelbare stiknaden aan de binnenzijde. Het kopen van schoenen kan het beste in de middag gebeuren; de voeten zijn dan vaak wat opgezet en de kans dat schoenen te krap gekocht worden, is dan kleiner. In een speciaalzaak bestaat een ruime keus in goede schoenen met extra aandacht voor pasvorm. Bij een lichte standafwijking als gevolg van een reumatische aandoening is het ook mogelijk om door een orthopedisch schoenmaker kleine aanpassingen aan de confectieschoen te laten maken, zoals hakverhoging, afwikkelbalk, klittenbandsluiting, elastische veters of inlays. Indien een confectieschoen niet meer voldoet, is (semi)orthopedisch maatschoeisel het logische vervolg. Hiervoor wordt verwezen naar de verwijzend arts.

Ook kousen en sokken verdienen aandacht. Een goede kous heeft een ademende werking, geen oneffenheden (stiksels en naden) en vormt geen belemmering voor de bloedsomloop.

Overige overwegingen

Elke persoon met een reumatische aandoening is een persoon met risicovoeten. Risicovoeten vragen extra aandacht. De medisch pedicure heeft regelmatig een halfuur of langer contact met de cliënt, waardoor er een vertrouwensband kan ontstaan. Deze vergemakkelijkt de signalering van lichamelijke, sociale en psychische problemen. Dit ondersteunt de preventie.

> **Aanbevelingen**
> De medisch pedicure kent het belang van preventie. Bij elk contact met de cliënt heeft zij een signaleringsfunctie voor symptomen en factoren die een bedreiging zouden kunnen vormen voor de gezondheid van de voet.
> De medisch pedicure draagt zorg voor een schoenadvies op basis van inspectie van voet, schoen en sok of kous.

Informatie over complicaties ten gevolge van inadequate schoenen/sokken/TEK

Therapeutisch elastische kousen (TEK) kunnen leiden tot lokaal verhoogde druk. Kousen die om de tenen heen sluiten, kunnen leiden tot (pseudo) unguis incarnatus en/of andere complicaties, met name interdigitale drukplekken. Kousen zonder teenstuk kunnen leiden tot callus/clavi van de digiti (met name digitus 5) en kunnen stuwing veroorzaken. Aantoonbare verhoogde druk als gevolg van de TEK dient voorkomen te worden. Bij signalering van drukplekken is het wenselijk dat de medisch pedicure contact opneemt met de behandelende discipline.

> **Aanbeveling**
> Bij het dragen van therapeutisch elastische kousen door personen met een reumatische aandoening wordt de medisch pedicure geadviseerd om bij signalering van drukplekken contact op te nemen met de behandelende discipline.

12.3 Educatie

Wetenschappelijke onderbouwing

Springett et al. (2002) schrijven over huidveranderingen bij de risicovoet en de behandeling daarvan. Zij vragen zich onder andere af welke adviezen gegeven kunnen worden aan mensen met een risicovoet. Ieder mens heeft zijn individuele behoeftes en verwachtingen ten aanzien van behandeling. Kennis over zelfzorg maakt mensen mondiger en reduceert kosten en tijd. Een aantal algemene adviezen die de behandelaar kan geven, zijn:
- tijdig hulp en advies zoeken bij een deskundig;
- dagelijks controleren van de voethuid op eventuele defecten;
- voeten dagelijks wassen en goed afdrogen;
- passend schoeisel en sokken dragen zonder oneffenheden en bobbeltjes;
- koude voeten geleidelijk in warm water verwarmen, niet met een kruik of op de radiator;
- voethuid crèmen, echter niet tussen de tenen zodat de huid hier niet week en vochtig wordt;
- vermijden van hoornoplossende substanties; deze vergroten de kans op huidbeschadiging.

Conclusie

Niveau 4	Alle betrokkenen in de zorg voor mensen met een risicovoet hebben een essentiële rol in de educatie over voetzorg. De educatie is gericht op de zelfzorg van de persoon met een reumatische aandoening. Dit kan resulteren in een mondiger persoon bij wie verschijnselen als infecties en ulceraties, pijn en angst, en individuele en maatschappelijke kosten verminderen. Springett et al. (2002)

In het boek *Voeten en reuma* (2001) schrijven Van Putten et al. dat het geven van goede voorlichting onontbeerlijk is in de ondersteuning van de gehele therapie, waardoor een patiënt kennis verkrijgt over het ziektebeeld en de behandelmogelijkheden. De educatie is in het bijzonder gericht op het bereiken van gedragsveranderingen, waardoor een patiënt beter kan omgaan met de aandoening. Deze educatie wordt voornamelijk gegeven door de reumatoloog, reumaconsulent, revalidatiearts, huisarts, fysiotherapeut, ergotherapeut, podotherapeut of maatschappelijk werker. Ook ervaringsdeskundigen van de Reumapatiëntenbond geven informatie en educatie.

Een tip voor medisch pedicures is de dagelijkse voet- en nagelverzorging op papier te zetten. Deze zelfgemaakte folder kan dan aan iedere cliënt met een reumatische aandoening worden meegegeven.

Overige overwegingen

Praktijkervaring leert dat succesvolle educatie twee kanten op werkt; zowel bij de gever als de ontvanger van educatie leidt succes via enthousiasme tot meer inzet en samenwerking. Educatie heeft succes wanneer ze de cliënt inzicht biedt en tot gedragsverandering aanzet, waardoor risico's voor de voet verkleinen. Om dit doel te kunnen bereiken zijn in ieder geval voldoende tijd en aandacht, op de persoon gerichte educatie, vertrouwen, gedoseerde educatie en herhaling van de educatie nodig.

❯ Aanbeveling

De medisch pedicure draagt zorg voor gedoseerde educatie. Zij dient inzicht te geven in voetverzorging bij een reumatische aandoening en te motiveren tot therapietrouw. Daarnaast geeft ze individueel advies over voetverzorging, schoenen en sokken.

12.4 Emotionele aspecten

In de praktijk blijkt dat mensen met een reumatische aandoening niet snel uit zichzelf over hun klachten ten gevolge van de ziekte praten. Zij zijn er als het ware aan 'gewend' om hiermee om te gaan. Desgevraagd echter noemen zij, naast pijn, verschillende emotionele stressfactoren als ingrijpende gevolgen van een reumatische aandoening. Voorbeelden hiervan zijn: onzekerheid, angst voor functieverlies en invaliditeit, somberheid, onmacht, frustratie en verdriet onder andere door onbegrip van de omgeving, maar ook om het verlies van schoonheid en souplesse. Ervaring heeft geleerd dat oprechte belangstelling en een luisterend oor, juist ook voor de emotionele problemen van de persoon met een reumatische aandoening, kunnen bijdragen aan zijn welbevinden.

Wetenschappelijke onderbouwing

Merck Manual Medisch handboek (2005) beschrijft hoe de krachtige wisselwerking tussen lichaam en geest de gezondheid van de mens beïnvloedt. Psychische factoren kunnen bijdragen aan het ontstaan of de verergering van tal van lichamelijke aandoeningen, maar omgekeerd kunnen tal van lichamelijke aandoeningen ook iemands denkwijze of stemming beïnvloeden. Het relatieve belang van psychische factoren loopt echter sterk uiteen bij mensen met dezelfde aandoening. Mensen met chronische lichamelijke aandoeningen kunnen depressief worden. Deze depressie kan de effecten van de lichamelijke aandoening verergeren en het gevoel van ongelukkig zijn versterken. En naast strikt medische kanten zitten er ook sociale en emotionele aspecten aan pijn.

De *Conceptrichtlijn Reumatoïde artritis* (2008) van de Nederlandse Vereniging voor Reumatologie vermeldt dat RA grote gevolgen kan hebben voor een patiënt, maar ook voor zijn omgeving. RA beïnvloedt niet alleen het lichamelijk functioneren, maar ook het psychische en sociaal functioneren. De ernst van RA en de mate van ontsteking, maar ook psychologische en sociale factoren, bepalen in belangrijke mate de kwaliteit van leven van de patiënt. Veel mensen met reumatische aandoeningen ervaren gevoelens van angst en depressiviteit.

Van Putten et al. melden in hun boek *Voeten en reuma* dat de chronische ziekte een zware belasting betekent voor de reumapatiënt. Het is moeilijk te verkroppen levenslang te lijden aan een ziekte die niet overgaat. Naast de lichamelijke aspecten heeft de persoon met een reumatische aandoening dus ook psychisch veel te verwerken. Elke professional die zich bezighoudt met de voeten van personen met een reumatische aandoening dient zich dit te realiseren.

Conclusie

Niveau 4	Zorg dient gericht te zijn op zowel fysieke, mentale als sociale aspecten. Gezamenlijk vormen deze de kwaliteit van leven. NVR (2008); Van Putten (2001), Merck Manual Medisch handboek (2005)

Overige overwegingen

Een chronische ziekte als reuma betekent een zware belasting op lichamelijk en psychisch gebied.

Emotionele stress kan leiden tot heviger pijnbeleving, minder slaap, minder weerstand en slechter herstel van het lichaam. Hierdoor kan een vicieuze cirkel ontstaan. Een begripvolle houding van de medisch pedicure geeft de persoon met een reumatische aandoening emotionele ondersteuning en motiveert tot een zo gezond mogelijke levensstijl.

> ❯ Aanbeveling
> De medisch pedicure heeft aandacht voor zowel lichamelijke als psychische aspecten van de persoon met een reumatische aandoening.

12.5   Organisatie van zorg

Behandelinterval

Regelmatige voetcontrole is noodzakelijk bij personen met een reumatische aandoening om voetproblemen te voorkomen of te verlichten. Het behandelinterval is daarbij afhankelijk van individuele fysieke, psychische en sociale omstandigheden van de cliënt. Fysieke omstandigheden zijn voetproblemen en lichamelijke aandoeningen die de zelfzorg beperken. Bij psychische omstandigheden spelen bijvoorbeeld onzekerheid, angst en motivatie een rol. Sociale omstandigheden zijn onder andere het leefpatroon en de ondersteuning uit de directe omgeving. Ervaring wijst uit dat een behandelfrequentie van eens per vier tot acht weken bij een persoon met een reumatische aandoening normaliter volstaat voor het tijdig signaleren van complicaties.

> **Aanbeveling**
> Het wordt aanbevolen om bij personen met een reumatische aandoening de behandelfrequentie per cliënt te beoordelen.

Verslaglegging

Het cliëntendossier van de cliënt bestaat uit het behandel- en screeningsverslag (zie voor dit laatste hoofdstuk 9). In het behandelverslag staat de situatie van de cliënt per contact overzichtelijk beschreven. Overzicht op gezondheidsprocessen van een persoon, al dan niet met een reumatische aandoening, helpt de medisch pedicure bij het bepalen van het zorgbeleid.

> **Aanbeveling**
> De werkgroep is van mening dat het consult nauwkeurig bijgehouden dient te worden. Het verslag dient gezien te worden als patiëntendossier van de patiënt (zie ook de Code van het Voetverzorgingsbedrijf).

Communicatie

Communicatie dient te leiden tot een goed wederzijds contact tussen de cliënt en de zorgverlener, en tussen de zorgverleners onderling. Bij het gezamenlijk streven naar een zo goed mogelijk resultaat zijn een open houding en goede communicatie onontbeerlijk. Het cliëntendossier geeft daarbij ondersteuning. Een standaardverwijsformulier kan bijdragen aan de kwaliteit van de communicatie (zie ▶ bijlage 12). Redenen van doorverwijzen kunnen van fysieke, psychische en sociale aard zijn.

> **Aanbevelingen**
> De werkgroep is van mening dat communicatie en ook doorverwijzing de kwaliteit van de ketenzorg verhogen. Communicatie dient zowel de persoon met een reumatische aandoening als zijn behandelaars.
> Voor doorverwijzing naar een andere discipline is het gebruik van een standaardformulier gewenst. Dit formulier omvat ten minste de volgende informatie:

- omschrijving;
- duur van de klacht;
- (vermoedelijke) oorzaak;
- bevindingen;
- uitgevoerde behandeling;
- vraagstelling;
- verzoek om reactie.

Het gehele consult dient nauwkeurig te worden bijgehouden (wettelijke verplichting). Een behandelverslag is gebaseerd op anamnese, voetonderzoek, behandeling, educatie, evaluatie, adviezen en conclusie. Het verslag dient gezien te worden als een persoonlijk cliëntendossier (zie Code van het Voetverzorgingsbedrijf).

Plaats in de ketenzorg

Het takenpakket van de medisch pedicure geeft haar een plaats in de ketenzorg en in de multidisciplinaire aanpak van voetproblemen bij personen met een reumatische aandoening. In deze Richtlijn zijn de taken van de medisch pedicure omschreven. Bij een eerste bezoek neemt de medisch pedicure een anamnese af, en screent en onderzoekt de voeten. Zij behandelt de voeten met op het individu afgestemde tussenpozen, waarbij zij eventuele veranderingen in een vroeg stadium kan waarnemen. Deze signaleringsfunctie is een belangrijke taak binnen de ketenzorg. Indien de medisch pedicure problemen signaleert die zij niet kan oplossen of waarvoor zij de bevoegdheid niet heeft deze op te lossen, dan kan zij overleggen met een orthopedisch schoenmaker, podotherapeut of andere paramedicus, ook als de cliënt niet bij hen onder behandeling is. Indien nodig verwijst de medisch pedicure de cliënt door naar de desbetreffende behandelaar of huisarts.

> Aanbevelingen
De medisch pedicure dient zich bewust te zijn van haar positie binnen de ketenzorg, waarin zij een functie heeft in preventie, screening en behandeling.
De medisch pedicure bewaakt haar eigen grenzen, overlegt zo nodig met andere disciplines en/of verwijst naar de huisarts.
Zij werkt ethisch verantwoord en stelt de gezondheid van de patiënt voorop.

Bijlagen

Bijlage 1: Protocollen voor voetonderzoek en gevoelstesten

Protocol voor het testen van de protectieve sensibiliteit

Testinstrument:
Semmes-Weinstein monofilament (SWM) van 10 gram

Uitgangshouding patiënt:
Zit ontspannen in langzit op de onderzoeksbank met ontblote voeten.

Patiëntinstructie:
Laat de patiënt kennismaken met het SWM op de huid nabij de elleboog en niet op de hand (deze kan door mogelijke sensibele neuropathie aangedaan zijn).
De patiënt mag niet zien wanneer en waar het monofilament geplaatst wordt, het gaat om het voelen van de aanraking van het gebogen monofilament op de huid. Dit betekent dat de patiënt tijdens de test de ogen gesloten moet houden of de test moet gedaan worden met een afscherming door de andere hand van de onderzoeker. Leg dit uit aan de patiënt.
Vraag de patiënt bij het voelen van de 'aanraking' met het monofilament 'ja' te zeggen.

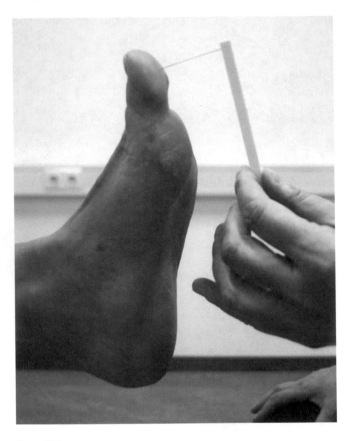

Figuur B1.1

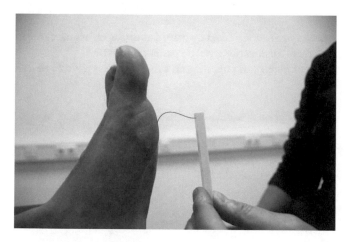

Figuur B1.2

Uitvoering van de test:

- Plaats het monofilament loodrecht op de huid en buig deze door in een C-vorm. Na één seconde wordt het monofilament weer van de huid afgehaald.
- Voer de test afwisselend uit op de volgende drie plaatsen onder de voet:
  - op de plantaire zijde van de hallux;
  - plantair op CM1;
  - plantair op CM5.
- Elke plaats dient driemaal te worden getest, waarbij zowel de plaatsen als het tempo afgewisseld worden.
- Vermijd het plaatsen van de monofilament op eelt, littekenweefsel of een wond(je).

Interpretatie van de test:

- Een negatieve test (= geen afwijkingen) betekent dat op alle drie de testplaatsen ten minste twee van de drie testen gevoeld werden.
- Alle andere uitslagen geven een positieve (= afwijkende) test.
- Zodra er één testplaats afwijkend getest wordt, is er sprake van verlies van de protectieve sensibiliteit (PS).

Protocol voor testen naar perifeer arterieel vaatlijden (PAV)

Testmethoden:

- palpatie van de pulsaties van de a. dorsalis pedis en a. tibialis posterior;
- beluisteren van de vaattonen van de a. dorsalis pedis en a. tibialis posterior met behulp van een hand-doppler.

Uitgangshouding patiënt:
Zit ontspannen in langzit op de onderzoeksbank, met ontblote voeten en onderbenen tot tenminste 15 cm boven de enkels.

Patiëntinstructie:

Het meten/palperen van de pulsaties van de slagaderen op resp. de voetrug en achter de enkel wordt uitgevoerd zonder dat er verdere medewerking van de patiënt vereist is.

Leg uit dat het niet kunnen voelen of horen van pulsaties een aanwijzing van pathologie kan zijn.

Uitvoering van de testen (beide voeten dienen te worden gepalpeerd):

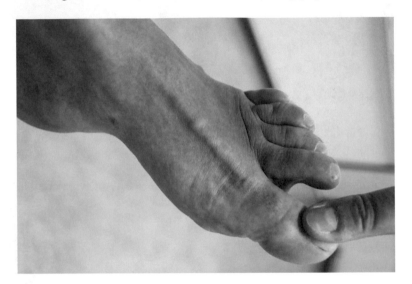

Figuur B1.3

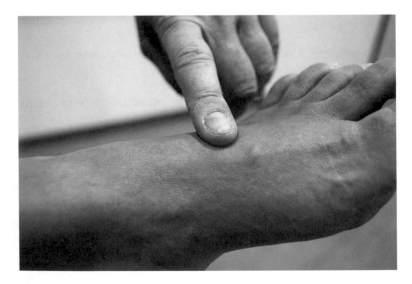

Figuur B1.4

Palpatie van de pulsaties van de a. dorsalis pedis en a. tibialis posterior

Palpatie van de a. dorsalis pedis:

- De medisch pedicure staat bij voorkeur naast de patiënt, aan de kant van de te onderzoeken voet.
- Palpeer de a. dorsalis pedis met de wijsvinger.
- Ter oriëntatie van de loop van de a. dorsalis pedis wordt de patiënt gevraagd de hallux te strekken, terwijl de medisch pedicure lichte tegendruk tegen de hallux geeft.
- De a. dorsalis pedis bevindt zich aan de laterale zijde van de nu zichtbaar gemaakte pees van de lange teenstrekker.
- De medisch pedicure legt de wijsvinger plat op de huid ongeveer in het midden van de voetrug direct lateraal van de aangespannen pees. Er wordt geen druk gegeven! Daarna mag de patiënt de hallux weer ontspannen.
- De medisch pedicure palpeert nu naar pulsaties. Bij het niet direct vinden van pulsaties wordt de wijsvinger voorzichtig over de huid in de richting van de enkel geschoven.
- Mochten pulsaties niet gevoeld worden, dan is een alternatieve plaats voor het vinden van de a. dorsalis pedis de ruimte tussen de kopjes van de ossa metatarsalia 1 en 2 (daar splitst de a. dorsalis pedis zich vrij oppervlakkig richting de hallux en digitus 2).
- Zodra de pulsaties gevoeld worden, kan de medisch pedicure – als deze twijfelt of niet de eigen pulsaties gevoeld worden – de voetpulsaties vergelijken met de pulsaties van zijn de eigen polsslagader.

Palpatie van de a. tibialis posterior:

- De medisch pedicure staat bij voorkeur naast de patiënt, aan de kant van de te onderzoeken voet.
- De medisch pedicure 'klauwt' de wijsvinger en middelvinger over de mediale malleolus en geeft lichte druk achter/onder deze malleolus.
- Mochten pulsaties niet gevoeld worden, dan kunnen de vingers naar plantair en in de richting van de achillespees bewogen worden.
- Zodra de pulsaties gevoeld worden, kan, ter controle, het aantal pulsaties gedurende 15 seconden vergeleken worden met de pulsaties van de polsslagader aan dezelfde zijde.

Interpretatie van de meting bij iemand zonder voetulcus:

- één van beide arteriën op een voet: waarschijnlijk geen (ernstig) PAV in deze voet;
- zodra er op één voet geen pulsaties palpabel zijn, is nader onderzoek met de hand-doppler noodzakelijk.

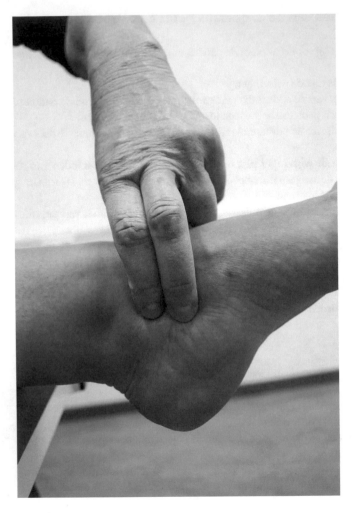

Figuur B1.5

Beluisteren van de vaattonen van de a. dorsalis pedis en a. tibialis posterior met behulp van een hand-doppler

Benodigdheden:
— een hand-doppler met een probe van 5 of 8 MHz;
— een tube geleidingsgel;
— een doos tissues.

Uitvoering van de test:
— Breng de geleidingsgel dik op de huid aan op de plaats waar vermoed wordt dat de te testen arterie zich bevindt.
— Plaats de probe in een hoek tussen de 60 en 90 graden op de huid, middenin de gel.
— Plaats de probe tegen de richting van de bloedstroom in.

- Pas nu wordt de hand-doppler ingeschakeld (ter bescherming van de probe: deze moet ten allen tijden in de gel staan).
- Door met de probe langzaam cirkelvormige bewegingen te maken, worden de vaattonen opgezocht.

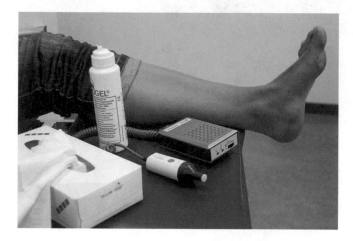

Figuur B1.6

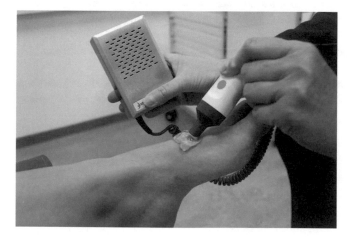

Figuur B1.7

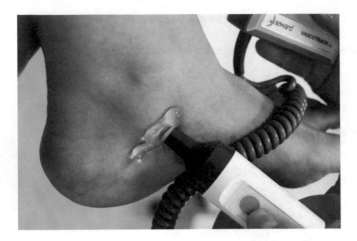

Figuur B1.8

Interpretatie van de test:
- Beluister de vaattonen en beoordeel deze op:
  - monofasische tonen;
  - bifasische tonen;
  - trifasische tonen.
- Alleen trifasische vaattonen kunnen als normale vaattonen worden beschouwd. Indien trifasische vaattonen gehoord worden is PAV minder waarschijnlijk (maar niet volledig uitgesloten).
- Zijn er alleen bi- of monofasische vaattonen te horen, dan dient een enkel-armindex (EAI) te worden bepaald; deze moet tussen de 1,3 – 0,9 bedragen.
- Bij afwijkende vaattonen/ EAI hangt verder beleid af van de aan- of afwezigheid van klachten van PAV of een voetulcus zoals beschreven in de module *Diagnostiek diabetische voet.*

Protocol voor het meten van de huidtemperatuur van de voeten

Testmethode of -instrument:
1. palpatie met de achterzijde van de handen/vingers;
2. een infrarood huidtemperatuurmeter geschikt voor het meten van lage temperaturen. Let op: een infrarood *koorts*-thermometer is niet geschikt voor deze meting, omdat deze apparaten ingesteld zijn op het meten in een bereik tussen de 32 – 42°C. Voeten kunnen een normale temperatuur hebben die ruim onder de 30°C ligt – koortsthermometers zijn daarom geen geschikte meters.

Uitgangshouding patiënt:
Zit ontspannen in langzit op de onderzoeksbank, met ontblote voeten.
Patiëntinstructie:
Het meten/palperen van de huidtemperatuur wordt uitgevoerd zonder dat er verdere medewerking van de patiënt vereist is.

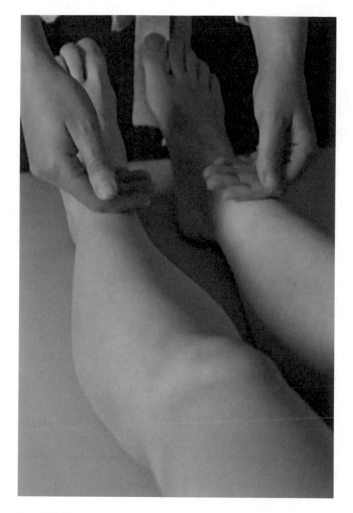

Figuur B1.9

Leg uit dat een temperatuurverschil tussen beide voeten een aanwijzing van pathologie kan zijn.

Uitvoering van de test:
Palpatie van de temperatuur:
- Start met palperen net boven de enkel.
- Palpeer met beide handen tegelijkertijd en op gelijke hoogte op het rechter- en linkerbeen.
- De medisch pedicure beweegt al palperende de handen tot aan de tenen, in drie tot vier bewegingen.

Meten van de temperatuur met de infrarood huidtemperatuurmeter:
Afhankelijk van het soort meter (lees de instructies van het apparaat), plaats de meter op een halve cm boven de huid van de enkel.

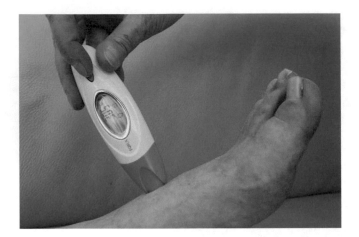

Figuur B1.10

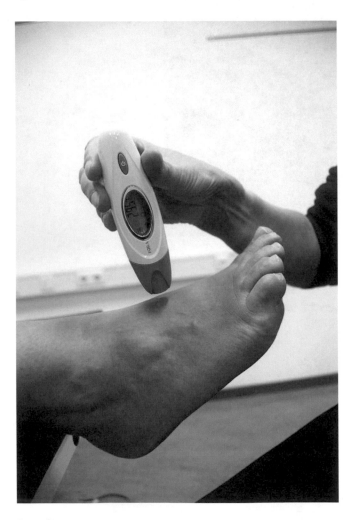

Figuur B1.11

- Druk op de startknop.
- Lees na één tot twee seconden de meting af en noteer het aantal graden.
- Plaats vervolgens de meter op de andere enkel en voer wederom de meting uit.
- De plaatsen waar gemeten dient te worden:
  - ventrale zijde van de enkel;
  - op het midden van de dorsale zijde van de voet;
  - ter hoogte van de caput metatarsalia dorsaal;
  - onder de mediale voetboog;
  - onder de laterale voetboog.
- Tevens kan iedere plaats op de voet gemeten worden die daar aanleiding toe geeft, bijvoorbeeld bij roodheid of zwelling.
- Altijd de rechter- en linkervoet vergelijken op dezelfde plaats.

Interpretatie van de meting:
- Een links-rechtsverschil van 2°C of meer is afwijkend. Maar: bij een verschil van 2°C of meer dient de meting herhaald te worden om er zeker van te zijn dat niet op één voet bovenop een bloedvat wordt gemeten (stroming van bloed geeft warmte af) en op de andere voet niet.
- Mogelijke pathologie bij een verschil van 2°C of meer:
  - De warme voet kan betekenen dat er sprake is van infectie of een Charcot-voet.
  - De koude voet kan betekenen dat er sprake is van perifeer arterieel vaatlijden.

In beide gevallen volgt direct verwijzing naar de huisarts voor nadere diagnostiek.

Protocol voor schoen- en sokonderzoek

Uitgangshouding van de patiënt:
De patiënt trekt schoenen en sokken/kousen uit. De medisch pedicure neemt zowel beide schoenen als sokken/kousen, om beurten ter hand.

Uitvoering van het schoen- en sokonderzoek:
- Controleer lengte en breedte van de schoen in relatie tot de voet van de patiënt.
- Gebruik hiervoor ofwel de uitneembare binnenzool van de schoen, of teken de omtrek van de voet van de patiënt op een vel papier. Dit laatste moet wel staande gebeuren, omdat de voet dan langer is dan in zit. Beoordeel of zowel lengte als breedte van de binnenzijde van de schoen voldoende zijn. De binnenlengte van de schoen kan ook gemeten worden met behulp van een speciale binnenmaatstok of -meter.
- De binnenkant van de schoen moet circa 1 cm langer zijn dan de lengte van de belaste voet, ten einde goed te kunnen afwikkelen, waarbij de tenen iets naar voren bewegen.
- De breedte van de voet is lastiger exact aan te geven, maar dient ten minste goed passend te zijn op de omtrek van de voet of op de uitgenomen binnenzool.
- Controleer de hakhoogte: deze mag maximaal 3 cm zijn, om niet te veel druk op de voorvoet te creëren bij het lopen. De hak moet een breed draagvlak hebben.
- Controleer het contrefort van de schoen (= achterzijde van de schoen). Deze moet stevig zijn om de voet te kunnen begeleiden bij het afwikkelen tijdens het lopen.
- Controleer de overgang tussen de achter- en voorzijde van de schoen. Deze moet stijf zijn, omdat de achtervoet de voorvoet aanstuurt. Test de stijfheid door een torsiebeweging te maken tussen de achterzijde en voorzijde van de schoen. Dit moet nauwelijks enige beweging geven.

- Controleer de buiging van de schoen ter hoogte van de voorvoet. De voet buigt ter hoogte van de bal van de voet. De schoen dient daar stevigheid te geven. Test dit door de schoen loodrecht met de neus op een harde ondergrond te zetten en duw daarna de schoen naar beneden. De schoen moet een verende weerstand geven en mag niet helemaal inzakken (= te slappe schoen).
- Controleer de schoen op oneffenheden: naden, uitstekende of losse delen van de binnenzool en dergelijke door met de hand de binnenzijde van de schoen te palperen.
- Een veterschoen of schoen met een klittenbandsluiting heeft de voorkeur boven een instapper. Door een sluiting kan de schoen passend gemaakt worden aan de voet.
- Een uitneembare binnenzool heeft als voordeel dat deze eventueel vervangen kan worden door een zool die op maat gemaakt is.
- Controleer vervolgens de sokken of kousen op naden en een te strakke boord. Beiden kunnen schadelijk zijn voor een kwetsbare huid.

Interpretatie:
- Schoenen die niet voldoen aan bovenstaande eisen kunnen een teveel aan mechanische stress op de huid van de voeten geven. Bepaal of dit het geval kan zijn en adviseer in dat geval de juiste schoenen.
- Sokken en kousen die knellen, grove naden hebben of de voet onvoldoende beschermen, kunnen een teveel aan mechanische stress op de huid van de voeten geven. Bepaal of dit het geval kan zijn en adviseer in dat geval de juiste sokken of kousen.

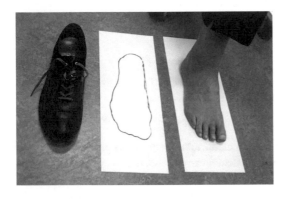

Figuur B1.12

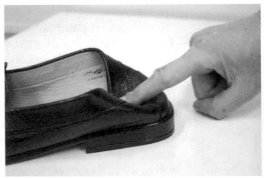

Figuur B1.13

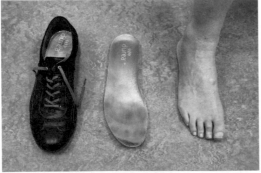

Figuur B1.14

Figuur B1.15

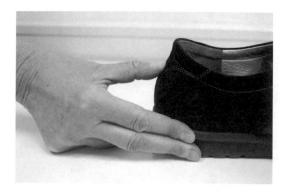

Figuur B1.16

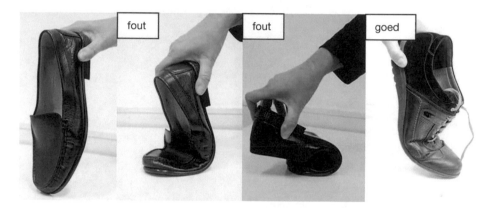

Figuur B1.17

Bijlage 2: Toelichting minimale vereisten voor een standaardformulier

Totstandkoming

Deze vereisten zijn tot stand gekomen door verschillende bestaande formulieren met elkaar te vergelijken. Vervolgens zijn diverse gegevens bij elkaar gevoegd en met belangrijke aanvullingen uitgebreid. Het doel van dit formulier is het vastleggen van waarnemingen. Mede op basis hiervan wordt het zorgprofiel bepaald, zoals wordt gebruikt in de ketenzorg (zie Zorgmodule 2014).

Gebruik

Dit formulier is te gebruiken voor alle cliënten. Naast de medisch pedicure kunnen ook andere disciplines dit formulier gebruiken. Bij alle nieuwe cliënten dient dit formulier te worden ingevuld alvorens tot behandeling van de voeten wordt overgegaan. Vervolgens wordt voor iedere behandeling een eenvoudig onderzoek gedaan; een uitgebreide screening volgt volgens de in hoofdstuk 2 genoemde Sims classificatie.

Opmerkingen rond 'zorgverzekering'

De medisch pedicure kan de cliënt wijzen op de mogelijkheden voor vergoeding van de behandeling.

Opmerkingen rond 'overige algemene waarnemingen'

Hieronder wordt onder meer verstaan:
- psychisch:
  - verwardheid;
  - stemmingsstoornissen;
  - vergeetachtigheid;
  - verslaving;
  - rouw/emotionele processen.
- lichamelijk:
  - circulatiestoornissen;
  - blauwe plekken;
  - blauwe nagels;
  - verlamming/gevoelsuitval;
  - verwaarlozing;
  - koorts;
  - vermoeidheid;
  - slechthorendheid.
- sociaal:
  - sociaal isolement;
  - afhankelijkheid;
  - armoede.

Opmerkingen betreffende 'risicovoet'

- Risicovoet algemeen: Een risicovoet is een voet die ten gevolge van
  - een onderliggende aandoening/ziekte;
  - wondgenezingsproblematiek;
  - bloedstollingsstoornis;
  - verstoorde immuniteit

  een risico heeft op gevoelsstoornissen en/of complicaties van de huid, nagels en stand van de voeten.

139

- Diabetische voet: een verscheidenheid van voetafwijkingen die ontstaan ten gevolge van verlies van protectieve sensibiliteit, macroangiopathie, limited joint mobility en andere gevolgen van metabole stoornissen, die meestal in combinatie voorkomen bij personen met DM (Sims 1 en hoger) (zie *Richtlijn Diabetische voet*, NIV).

Opmerking betreffende 'beweeglijkheid'

- Normaal: de bewegingen en het functioneren geschieden op een soepele manier.
- Beperkt: alles wat van het normale afwijkt.

Bijlage 3: Standaardformulier screening diabetes mellitus en reuma

algemene gegevens								
naam patiënt				geboortedatum:				
type DM	type 1	type 2						
Medicatie	tablet	insuline	dieet					
DBC	ja	nee	nvt					
vorm reuma	nvt	RA	artrose	Bechte-rew	fibromyal-gie	AP	anders:	
medicatie	nvt	NSAID's	DMARD's	biologi-cals				

overige risicovoet								
* celremmende therapie	ja	nee						
* neurologische aandoe-ning	ja	nee	spastici-teit	Parkinson	Hunting-ton	Dementie	MS	anders:
* hart/vaataandoening	ja	nee						
* verwaarlozing	ja	nee						
datum screening:								

anamnese								
voetklachten:	pijn	vermoeid-heid	stijfheid	anders:				
ochtendstijfheid	ja	nee	nvt					
doof gevoel in voeten	ja	nee	nvt					
tintelingen/brandend gevoel:	ja	nee	nvt					
krampen/pijn ('s nachts):	ja	nee	nvt					
* verdwijnt deze pijn bij het afhangen?	ja	nee						
krampen/pijn (lopend/ claudicatio intermittens)	ja	nee	nvt					
te lopen afstand:		< 100	>100					
koude/witte/blauwe voe-ten:	ja	nee	nvt					
warme voeten:	ja	nee	nvt					
opgezette aders:	ja	nee	nvt					
snel uit balans tijdens lopen:	ja	nee	nvt					

Bijlage 3: Standaardformulier screening diabetes mellitus en reuma

algemene gegevens									
naam patiënt				geboortedatum:					
regelmatig hypo:	ja	nee	nvt						
krant/ondertiteling lees-baar:	ja	nee	nvt						
ulcus in anamnese:	ja	nee	nvt						
behandeling bij vaatchi-rurg/cardioloog:	ja	nee	nvt						
* toelichting									
overige medicatie:	ja	nee	nvt						
* toelichting									
eerder voorlichting gekre-gen:	ja	nee	nvt						

inspectie/bevindingen									
amputaties:	ja	nee		locatie:					
oedeem:	ja	nee		locatie:					
huidskleur:	normaal	rood	blauw	bleek					
varices:	ja	nee		locatie:					
beharing:	ja	nee		locatie:					
droge huid:	ja	nee		locatie:					
gele verkleuring distale uiteinde nagels:	ja	nee		locatie:					
nagelplaat verkleurd/brok-kelig:	ja	nee		locatie:					
tekenen van onychomy-cose:	ja	nee		locatie:					
overige nagelafwijkingen	ja	nee		locatie:					
* toelichting									
tinea pedis	ja	nee		locatie:					
klauw/hamertenen:	ja	nee		LV	RV				
hallux valgus	ja	nee		LV	RV				
hallux varus	ja	nee		LV	RV				
pes excavatus	ja	nee		LV	RV				
pes valgus	ja	nee		LV	RV				
pes planus	ja	nee		LV	RV				

algemene gegevens					
naam patiënt				geboortedatum:	
pes varus:	ja	nee		LV	RV
voetdeformiteiten:	ja	nee		LV	RV

gevoelstesten/protectieve sensibiliteit

linkervoet:

* hallux		aanwezig	afwezig
* plantair CM1		aanwezig	afwezig
* plantair CM5		aanwezig	afwezig

rechtervoet:

* hallux	aanwezig	afwezig
* plantair CM1	aanwezig	afwezig
* plantair CM5	aanwezig	afwezig

gevoelstesten/
propriocepsis

linkervoet:

* CM1	aanwezig	afwezig
* mal. medialis	aanwezig	afwezig
* CM5	aanwezig	afwezig
* mal. lateralis	aanwezig	afwezig

rechtervoet:

* CM1	aanwezig	afwezig
* mal. medialis	aanwezig	afwezig
* CM5	aanwezig	afwezig
* mal. lateralis	aanwezig	afwezig

digitale temperatuurmeting

verschil van meer dan 2 graden	aanwezig	afwezig	locatie:

Bijlage 3: Standaardformulier screening diabetes mellitus en reuma

algemene gegevens					
naam patiënt			geboortedatum:		
pulsaties					
handmatig:					
ATP	LV:	aanwezig	afwezig	RV:	aanwezig	afwezig
ADP	LV:	aanwezig	afwezig	RV:	aanwezig	afwezig
doppler:					
ATP	LV:	aanwezig	afwezig	RV:	aanwezig	afwezig
toelichting:		monofa-sisch	bi fasisch	tri-fasisch	
ADP	LV:	aanwezig	afwezig	RV:	aanwezig	afwezig
toelichting:		monofa-sisch	bifasisch	trifasisch	
gewrichtsbeweeglijkheid					
OSG (inversie/eversie):	LV:	normaal	beperkt	RV:	normaal	beperkt
BSG (plantariflexie/dorsaalflexie):	LV:	normaal	beperkt	RV:	normaal	beperkt
hallux (flexie/extensie):	LV:	normaal	beperkt	RV:	normaal	beperkt
digiti (flexie/extensie):	LV:	normaal	beperkt	RV:	normaal	beperkt
limited joint mobility					
Prayers sign		normaal	afwijkend		
blauwdrukken					
overdruk statische blauw-druk:	LV:	aanwezig	afwezig	RV:	aanwezig	afwezig
* locatie					
overdruk dynamische blauwdruk:	LV:	afwezig	afwezig	RV:	aanwezig	Afwezig
* locatie					
visual check for feet					
aantal regels leesbaar		2	3	4	5
schoen-/kouscontrole					
OS of SOS	ja	nee			
steun/correctiezolen	ja	nee			
adequate schoenen	ja	nee			

algemene gegevens									
naam patiënt					geboortedatum:				
* toelichting	te smal	te wijd	te kort	te lang	te slap				
elastische/ therapeutische kousen	ja	nee							
adequate kousen/sokken	ja	nee							
* toelichting									
Sims classificatie	nvt	0	1	2	3				
zorgprofiel*	nvt		1 2	2 3 4	4				

* Afhankelijk van gemaakte afspraken dient het zorgprofiel opgenomen te worden, zie Zorgmodule 2014.

Bijlage 4: DN4-interview ter vaststelling PDNP

DN4-formulier		
naam cliënt:		
geboortedatum		
vraag 1: Heeft de pijn één of meer van de volgende kenmerken?		
branderig gevoel	[ ] ja	[ ] nee
pijnlijk koude gevoel	[ ] ja	[ ] nee
elektrische schokken	[ ] ja	[ ] nee
vraag 2: Gaat de pijn gepaard met één of meer van de volgende symptomen in hetzelfde gebied?		
tintelingen	[ ] ja	[ ] nee
prikken	[ ] ja	[ ] nee
doof gevoel	[ ] ja	[ ] nee
jeuk	[ ] ja	[ ] nee
onderzoek met monofilament en neurotip		
hypo-esthesie bij aanraking	[ ] ja	[ ] nee
hypo-esthesie bij prikken	[ ] ja	[ ] nee
onderzoek: wordt de pijn in het pijnlijke gebied veroorzaakt of verergerd door:		
wrijven	[ ] ja	[ ] nee
score		

ja = 1 punt; nee = 0 punten
Bij een score van 4 of hoger is er hoogstwaarschijnlijk sprake van neuropathische pijn.

Bijlage 5: Schriftelijk advies voor de cliënt over het onderhoud en gebruik van orthesen

Gebruik

- Een orthese mag geen pijn doen, blaartjes of rode plekken veroorzaken.
- Heeft u minder of geen gevoel meer in uw voeten, laat dan de huid van uw voeten regel-matig door iemand anders controleren.
- De werking van een orthese is het beste in combinatie met sokken en dichte schoenen, mits daar voldoende ruimte voor is in de schoen. Neem bij het kopen van nieuwe schoenen de orthese mee.
- 's Nachts hoeft de orthese niet gedragen te worden.
- Probeer de orthese altijd met twee handen aan te (laten) doen en te verwijderen. U moet er niet aan trekken, want dan kan de orthese scheuren.
- Draag een orthese niet meteen de gehele dag, maar bouw dit op.

Onderhoud

- U kunt de orthese dagelijks onder de kraan wassen met een zachte handzeep en daarna voorzichtig drogen.
- U kunt het stukje na gebruik in een bakje met een beetje talkpoeder bewaren, dan scheurt de orthese minder snel.

Vergeet de controleafspraak bij uw medisch pedicure niet.

Bijlage 6: Schriftelijk advies voor de cliënt over de geplaatste nagelbeugel

Controle nagelbeugel

- Een nagelbeugel mag geen pijn doen. Controleer regelmatig of de nagelbeugel geen druk-plekjes of irritatie veroorzaakt.
- Heeft u minder of geen gevoel meer in uw voeten, laat dan iemand anders de huid rond uw nagel controleren op irritatie of roodheid.
- Hebt u uw teennagels gelakt en wilt u de nagellak eraf halen, gebruik dan een nagellak-remover zonder aceton. Aceton kan het materiaal waarmee de beugel vastzit aantasten.
- Laat de nagelbeugel los of is er een drukplekje, maak dan direct een afspraak met uw medisch pedicure.

Vergeet uw controleafspraak bij uw medisch pedicure niet.

Bijlage 7: Schriftelijk advies voor de cliënt over geplaatste materialen drukregulering

Drukregulering

- Neem meteen contact op met uw medisch pedicure als de huid rondom het aangebrachte materiaal rood wordt, zwelling vertoont, jeukt of pijn doet.
- Probeer het aangebrachte materiaal zo droog mogelijk te houden. Als het eraf gehaald moet worden, dan kan dit het beste gebeuren na het douchen. De plaklaag van het materiaal laat dan makkelijker los. Nooit de pleister ruw van de huid aftrekken, liever rustig oprollen.
- Heeft u minder of geen gevoel meer in uw voeten, laat dan de huid van uw voeten regelmatig door iemand anders controleren.

Vergeet de controleafspraak met uw medisch pedicure niet.

Bijlage 8: Schriftelijk advies voor de cliënt over de uitgevoerde nagelreparatie

Nagelreparatie

- Uw medisch pedicure heeft bij u een nagel gerepareerd met gel of acryl.
- Het is belangrijk dat u dagelijks controleert of het materiaal geen drukplekjes of irritatie veroorzaakt rond de nagel. Dit kan zich uiten door roodheid of irritatie van de huid rondom de nagel.
- Heeft u verminderd gevoel of geen gevoel meer in uw voeten, laat dan iemand anders de huid rond uw nagel controleren op irritatie of roodheid.
- Hebt u uw teennagels gelakt en wilt u de nagellak eraf halen? Gebruik dan een nagellak-remover zonder aceton. De aceton kan het materiaal waarmee de nagel gerepareerd is aantasten.
- Is er een drukplekje of irritatie, maak dan direct een afspraak met uw medisch pedicure.

Vergeet de controleafspraak met uw medisch pedicure niet.

Bijlage 9: Overzicht nagelbeugeltechnieken

Plakstrookjes

Strookjes die met behulp van lijm op de nagel worden aangebracht.
Materiaal:
- kunststof, diverse soorten en vormen;
- metaal (plat, breed en dun en eventueel verguld);
- metaal bekleed met kunststof.

Voordelen:
- Geen haakjes om de nagelplaat heen die de huidstructuur kunnen beschadigen.
- Ook toepasbaar bij ontsteking, na verzoek tot behandeling van arts.
- Kan zeer proximaal geplaatst worden.

Nadelen:
- De trekkracht is moeilijker c.q. niet nauwkeurig te reguleren.
- De lijm laat soms los of plakt in het geheel niet.
- Er kan allergie voor de lijm optreden.

Stalen spanveertje

Beugels die met behulp van op maat gemaakte lusjes om de nagelplaat heen worden geschoven.
Materiaal:
- plat chirurgisch staaldraad.

Voordelen:
- Trekkracht is bijzonder goed te reguleren, hetzij bilateraal hetzij unilateraal.
- Kan exact toegespitst worden op één of beide zijden van de nagel, waardoor maximale correctie verkregen kan worden.

Nadelen:
- De stalen lusjes die om de nagelrand heen geschoven worden, kunnen de huidstructuren onder en om de nagel beschadigen. Altijd gebruiken met een laagje Copoline eronder.
- De nagelplaat zou aan de zijkanten kunnen scheuren.
- De beugel kan vaak niet proximaal genoeg geplaatst worden.

Fotopolymerisatie-nagelbeugel

Materiaal:
- titaniumdraad (corrector) en composiet (ankerpunt).[1]

Voordelen:
- Ook te plaatsen bij ontsteking na verzoek tot behandeling van de arts.

---

1   Door de bolletjes composiet aan beide kanten volledig af te sluiten, verkrijgt men als het ware hetzelfde effect als bij een plakbeugel. Bij fotopolymerisatie is het voordeel dat het titaniumdraadje uitstekend bestand is tegen zeer convexe nagelvormen, omdat titanium uitermate flexibel en soepel is. Het probleem van het slecht plakken van de lijm is niet aanwezig, evenmin als de stalen lusjes die om de nagelrand heen geschoven worden; het duwen op de nagels is bij deze beugel niet nodig (expertmening).

- Geen haakjes om de zijkant van de nagel heen, dus weinig gevaar voor huiddefecten.
- Corrigeert vanuit de matrix, dus vanuit de nagelbasis (plaatsing zeer proximaal).

Nadeel:
- Het stukje titanium dat uit het composiet komt, kan de huid in de nagelwal beschadigen.

Driedelige beugels

Materiaal:
- rond chirurgisch staaldraad.

Voordelen:
- De trekkracht is bijzonder goed te regelen, zowel bilateraal als unilateraal.
- Goed toepasbaar bij ontsteking, na verzoek tot behandeling van de arts.
- Kan vaak meer proximaal geplaatst worden dan de gewone stalen beugels.

Nadelen:
- Stalen lusjes die om de nagelrand heen geschoven worden, kunnen de huidstructuren onder en om de nagel beschadigen. Altijd gebruiken met een laagje Copoline eronder.
- Nagelplaat zou aan de zijkanten kunnen scheuren.
- Beugel kan vaak niet proximaal genoeg geplaatst worden.

Overige chirurgisch stalen beugels (o.a. Ross Fraser)

Materiaal:
- rond chirurgisch staaldraad.

Voordelen:
- De trekkracht is bijzonder goed te regelen, zowel bilateraal als unilateraal.
- Kan exact toegespitst worden op één of beide zijden van de nagel, waardoor maximale correctie verkregen kan worden.

Nadelen:
- De stalen lusjes die om de nagelrand heen geschoven worden, kunnen de huidstructuren onder en om de nagel beschadigen. Altijd gebruiken met een laagje Copoline eronder.
- De nagelplaat zou aan de zijkanten kunnen scheuren.
- De beugel kan vaak niet proximaal genoeg geplaatst worden.

Combinatie van plakstrookje en stalen beugel.

Materiaal:
- elastisch kunststof strookje met uitsparing in combinatie met een staaldraadje dat met gel verzegeld wordt.

Voordelen:
- Eenvoudige toepassing.
- Geen lusjes die om de nagel heen geschoven moeten worden.

Nadelen:
- De lijm laat soms los of plakt in het geheel niet.
- Er kan allergie voor lijm optreden.
- De correctie kan niet unilateraal gereguleerd worden.
- De trekkracht is moeilijk dan wel niet nauwkeurig te reguleren.

Combinatie van staaldraadje en verankering door kunststof elementje

Materiaal:
- staaldraadje dat met een kunststof elementje met lijm verankerd wordt op de nagel.

Voordelen:
- De trekkracht is bijzonder goed te regelen, zowel bilateraal als unilateraal.
- Goed toepasbaar bij ontsteking, na verzoek tot behandeling van de arts.
- Kan vaak meer proximaal geplaatst worden dan de gewone stalen beugels.

Nadelen:
- De stalen lusjes die om de nagelrand heen geschoven worden, kunnen de huidstructuren onder en om de nagel beschadigen. Altijd gebruiken met een laagje Copoline eronder.
- De nagelplaat zou aan de zijkanten kunnen scheuren.
- De beugel kan vaak niet proximaal genoeg geplaatst worden.
- De lijm laat soms los of plakt in het geheel niet.

NB
Alle materialen kunnen een allergische reactie oproepen.

Bijlage 10: Overzicht materialen nagelreparatie

Gel

Werkwijze:
De één- of meerderefasegel wordt, na te zijn aangebracht, laagje voor laagje uitgehard met een UV-lamp.

Voordelen:
- De gel blijft na uitharding enigszins soepel.
- Kan lang gemodelleerd worden.
- Verkrijgbaar in diverse kleuren.

Nadelen:
- Gewone buildergel is niet geschikt om ontbrekende nagelgedeelten in te bouwen (te soepel). Hiervoor is een speciale fibergel te koop.
- Hardt alleen maar uit met behulp van UV-lamp.

Acryl

Een poeder (*acrylic*) en een vloeibare harder (*liquid*) die bij menging uithardt tot een keiharde onvervormbare laag.

Voordelen:
- Uitstekend geschikt om nagels en nagelgedeelten te verlengen c.q. in te bouwen (eventueel met gebruik van sjablonen).
- Verkrijgbaar in diverse kleuren.
- Geschikt om ingroeiende nagels te begeleiden.
- Hardt zelfstandig uit.

Nadelen:
- De nagel wordt keihard. Hierdoor is er een grotere kans op druklocaties.
- Kan niet lang gemodelleerd worden.
- Heeft heel sterke geur.
- Is schadelijk voor de gezondheid bij inademing (ook voor de cliënt).

UV-acryl

Werkwijze:
- Op dezelfde wijze aanbrengen als acryl en uitharden met een UV-lamp.

Voordeel:
- Heeft geen geur.

Nadeel:
- Het gebruik van een UV-lamp.

Fiberglas

Werkwijze:

— Weefsel van glasvezel wordt in combinatie met een lijm op de nagel aangebracht.

Nadeel:

— Vijlsel van fiberglas is zeer schadelijk voor de gezondheid bij inademing (ook voor de cliënt).

Overige middelen

Naast de gangbare producten in dit overzicht zijn er diverse minder gangbare, meer kant-en-klare producten beschikbaar voor nagelreparatie. Deze kunnen bijvoorbeeld rechtstreeks uit een tube worden aangebracht, zonder uitharding met UV-licht of twee componentenwerking.

Werkwijze:

— Het materiaal direct op de nagel aanbrengen en 5-8 minuten laten harden.

Nadeel:

— Vaak niet stevig genoeg.

Bijlage 11: Overzicht materialen drukregulering

Vilt

Advies bij gebruik risicovoet:
- Verwijderen na douchen. De plaklaag laat dan gemakkelijker los.
- Eerst een hypoallergene zelfklevende elastische fixatiepleister op de huid plakken alvorens het vilt te plakken (in verband met niet-huidvriendelijke plaklaag van het vilt).
- Randen afschalmen.
- Ruim afplakken met een hypoallergene zelfklevende elastische fixatiepleister.
- Altijd rekening houden met eventueel aangepast schoeisel en/of zolen in verband met dikte vilt.

Voordelen:
- Legt goed drukvrij.
- Verschillende diktes te koop.
- Kan uitstekend gebruikt worden in combinatie met wondverzorging.

Nadelen:
- Wordt door belasting dunner.
- Is stug.
- Plaklaag op de huid.[1]
- Neemt plaats in de schoen in.

Fleecy web

Advies bij gebruik risicovoet:
- Ruim afplakken met een hypoallergeen zelfklevende elastische fixatiepleister.
- Verwijderen na douchen. De plaklaag laat dan gemakkelijker los.

Voordelen:
- Legt goed drukvrij (eventueel met verspringende laagjes).
- Neemt weinig plaats in.
- Elastisch.
- Heft mechanische stress (wrijving) op indien er over een groter oppervlak afgeplakt wordt, inclusief en ruim over de drukplek.
- Huidvriendelijke plaklaag.
- Kan uitstekend gebruikt worden in combinatie met wondverzorging.
- Kan eventueel over een groter oppervlak geplakt worden als bescherming en voor comfort.

Nadelen:
- De elasticiteit is bij verkeerd gebruik een nadeel (tricot-breilaag in lengterichting op de voet plakken).
- Plaklaag op de huid.[1]

---

1   Een plaklaag is altijd nadelig voor de huid. Vooral de niet-hypoallergene plaklaag kan voor problemen zorgen, zoals allergie, verweking van de huid en huiddefecten. Voordeel van plakken: verschuift veel minder snel.

Fleecy foam

Advies bij gebruik riscovoet:
- Verwijderen na douchen. De plaklaag laat dan gemakkelijker los.

Voordelen:
- Verschillende diktes te koop.
- Kan eventueel over een groter oppervlak geplakt worden als bescherming en voor comfort.
- Kan gebruikt worden in combinatie met wondverzorging.

Nadelen:
- Wordt erg snel platter.
- Plaklaag op de huid.[2]

Roval foam

Voordelen:
- Is zacht materiaal.
- Geschikt als inlegzool als polstermateriaal, indien op maat geknipt.

Pedilastic®

Advies bij gebruik risicovoet:
- Moet ruim afgeplakt worden met een hypoallergeen zelfklevende, elastische fixatiepleister.

Voordelen:
- Is zacht.
- Is elastisch.
- Legt drukvrij over gehele locatie, inclusief de drukplek.
- Kan in zooltjes verwerkt worden.

Nadeel:
- Niet bij wonden te gebruiken (stopt afvoer wondvocht).

Silopad

Advies bij gebruik risicovoet:
- Nooit 's nachts aanhouden.

Voordelen:
- Verkrijgbaar in verschillende toepassingen: kousjes, platen, buisjes.
- Kan in lauw sopje voorzichtig gewassen worden en is daarom geschikt voor hergebruik tot het materiaal te wijd is geworden.
- Kousjes en buisjes hoeven niet gefixeerd te worden met pleistermateriaal.
- Plaatmateriaal kan in zooltjes verwerkt worden.

Nadelen:
- Bij te lang dragen (van bijvoorbeeld kousje) kan verweking van de huid optreden.
- Plaatjes moeten met pleister gefixeerd worden.

PPT

Voordelen:
- Schokabsorberend, vooral als inleg- of tussenzool.
- Verkrijgbaar in diverse diktes en shorewaarden.
- Kan in zooltjes verwerkt worden.

Siliconenorthesen

Advies bij gebruik risicovoet:
- De medisch pedicure maakt geen correctiestukjes.

Voordelen:
- Is maatwerk.
- Verkrijgbaar in veel shorewaarden.
- Diverse toepassingsmogelijkheden.
- Uitermate geschikt als antidrukmateriaal bij de tenen.

Nadeel:
- Te dikke of te harde orthesen kunnen drukplekken veroorzaken

Epithelium

Voordelen:
- Verkrijgbaar in diverse toepassingen, zoals kousjes, buisjes en plaatjes.
- Kousjes en buisjes hoeven niet met pleistermateriaal gefixeerd te worden.
- Kan in zooltjes verwerkt worden.

Nadeel:
- Voorvoetkousjes zijn erg klein van formaat.

Plastozote®

Voordeel:
- Indien op maat geknipt geschikt als inlegzool, als polstermateriaal,.

Hypoallergene zelfklevende luchtdoorlatende elastische fixatiepleister

Advies bij gebruik risicovoet:
- Verwijderen na douchen. De plaklaag laat dan gemakkelijker los.

Voordelen:
- Heft wrijving op.

- Kan goed gebruikt worden in combinatie met vilt, waarvan de plaklaag niet huidvriendelijk is.

Nadeel:
- Een plaklaag blijft altijd een nadeel.

Copoline

Advies bij gebruik risicovoet:
- Non-woven katoen. Toepasbaar voor alle risicovoeten.

Voordelen:
- diverse diktes en breedtes;
- zeer huidvriendelijk;
- neemt weinig ruimte in;
- geen controle nodig.

Nadelen:
- moeilijk toe te passen bij weinig ruimte onder de nagel;
- moeilijk te fixeren.

Zalfgeïmpregneerd gaas

Advies bij gebruik risicovoet:
- toepasbaar voor alle risicovoeten.

Voordelen:
- mogelijkheid tot modelleren;
- geen controle nodig.

Nadelen:
- risico op te dik aanbrengen gaas;
- trekt vuil aan;
- smetten.

Smig

Een kunststof dat met behulp van een weekmaker vervormbaar is.
Advies bij gebruik risicovoet:
- toepasbaar voor alle risicovoeten, behalve bij een atrofische huid.

Voordelen:
- mogelijkheid tot modelleren;
- neemt weinig ruimte in;
- geen controle nodig.

Nadelen:
- stug;
- oplosmiddel bevat agressieve bestanddelen.

NB

Confectiehulpmiddelen voor drukontlasting zoals teenkussens, teenkappen en teenspreiders, spreidvoet/kruisbandages en halluxvalgusspalken zijn niet geschikt voor risicovoeten, aange- zien ze zelden precies passen en vaak van (te) hard materiaal gemaakt zijn en/of bijvoorbeeld door middel van elastiekjes bevestigd moeten worden (risico van afknelling).

Bijlage 12: Verwijsbrief van medisch pedicure

Datum: _____

Advies: Bezoek aan [huisarts of behandelaar waarvoor cliënt al een doorverwijzing heeft zoals podotherapeut, internist, reumatoloog, etc.]

Geachte heer/mevrouw _____   [naam huisarts etc.],

Gaarne uw consult voor:

Naam cliënt: _____   [naam cliënt]

Adres: _____   [adres cliënt]

Geboortedatum: _____   [geboortedatum cliënt]

Bevindingen medisch pedicure: _____

_____

[invullen wat u hebt geconstateerd aan voetproblemen, de duur van de klacht en de mogelijke oorzaak]

Vraagstelling: _____

_____

[invullen wat uw vraag is naar aanleiding van deze bevindingen aan de huisarts, etc.]
Kunt u aangeven welke behandeling/vervolgtraject is ingezet?

Met vriendelijke groet,

_____   [handtekening/naam pedicure]

_____   [praktijknaam]

_____   [praktijkadres]

_____   [postcode en plaats]

_____   [telefoonnummer]

_____   [KvK-nummer]

_____   [BTW-nummer]

Bijlage 13: Literatuursearch

Deze sectie bevat alle searches die zijn uitgevoerd voor de herziening van de richtlijnen in 2014. De searches zijn uitgevoerd in mei 2014 door mw. M. van Putten. De searches uit 2009 waren niet voorhanden.

Diabetische voet

Hoofdstuk 1
Voor dit hoofdstuk is geen search uitgevoerd.

Hoofdstuk 2
Diabetes mellitus en schoen- en sokonderzoek
Voor deze uitgangsvraag zijn 4 zoekstrategieën uitgevoerd; 3rie zoekstrategieën zijn in PubMed gedaan waarbij in eerste instantie gezocht is naar publicatiejaar 2007; 1 zoekstrategie in de Cochrane Database.

Algemene search
("diabetic foot"[MeSH Terms] OR ("diabetic"[All Fields] AND "foot"[All Fields]) OR "diabetic foot"[All Fields]) AND ("shoes"[MeSH Terms] OR "shoes"[All Fields]) AND ("gait"[MeSH Terms] OR "gait"[All Fields])

Invloed mechanische stress
("diabetic foot"[All Fields] AND "footwear"[All Fields] AND "offloading"[All Fields])

Invloed sokken*
"Diabetic Foot"[All Fields] AND "socks"[All Fields]
*Deze search heeft geen restrictie in publicatiejaar genomen in verband met het beperkte aantal hits.
Ten eerste een algemene search die in totaal 55 hits opleverde, waarvan 3 bruikbare studies. Helaas was een van deze drie studies niet full-text opvraagbaar (Bowling, 2011) en om die reden niet meegenomen in deze richtlijn. Daarnaast zijn twee specifieke searches uitgevoerd. Ten eerste naar schoenen en mechanische stress en ten tweede naar invloed van sokken. De search naar schoenen en mechanische stress leverde in totaal 19 hits op, waarvan na beoordeling van titel en abstract op relevantie 8 artikelen bruikbaar leken. Na de beoordeling van de methodo-logische kwaliteit van de studies bleven er 3 studies over die meegenomen zijn in deze richtlijn. De search naar invloed van sokken leverde in totaal 16 hits op, waarvan na beoordeling op relevantie 8 studies overbleven. Na beoordeling op methodologische kwaliteit vielen 6 studies af om de volgende redenen: beschrijvend onderzoek, studiepopulatie <10 personen, en/of niet full-tekst beschikbaar; twee studies bleven over.

Diabetes mellitus en vaatonderzoek
"diabetic foot"[All Fields] AND "skin temperature"[All Fields]
Ten search leverde in totaal 63 hits op waarvan 19 studies relevant voor dit onderwerp leken. Na de beoordeling van de methodologische kwaliteit van de studies bleven er 5 studies over die meegenomen zijn in deze richtlijn. De studies vielen af om de volgende redenen: beschrijvend onderzoek, studiepopulatie <10 personen, publicatiejaar <2000, reeds opgenomen in de syste-

matische review van Houghton et al. (2013), gepubliceerd in andere taal dan Nederlands, Engels of Duits, en/of niet full-tekst beschikbaar.

Diabetes mellitus en gebruik handschoenen bij voetonderzoek
Zoektermen:
("diabetic foot"[MeSH Terms] OR ("diabetic"[All Fields] AND "foot"[All Fields]) OR "diabetic foot"[All Fields]) AND (("infection"[MeSH Terms] OR "infection"[All Fields]) AND ("prevention and control"[Subheading] OR ("prevention"[All Fields] AND "control"[All Fields]) OR "prevention and control"[All Fields] OR "prevention"[All Fields]))
De search levered 341 hits waarvan geen relevant leek op basis van titel en abstract.
("diabetic foot"[MeSH Terms] OR ("diabetic"[All Fields] AND "foot"[All Fields]) OR "diabetic foot"[All Fields]) AND (("infection"[MeSH Terms] OR "infection"[All Fields]) AND ("prevention and control"[Subheading] OR ("prevention"[All Fields] AND "control"[All Fields]) OR "prevention and control"[All Fields] OR "prevention"[All Fields])) AND ("gloves, protective"[MeSH Terms] OR ("gloves"[All Fields] AND "protective"[All Fields]) OR "protective gloves"[All Fields] OR "gloves"[All Fields])
Deze search leverde 0 hits op.
("diabetic foot"[MeSH Terms] OR ("diabetic"[All Fields] AND "foot"[All Fields]) OR "diabetic foot"[All Fields]) AND ("gloves, protective"[MeSH Terms] OR ("gloves"[All Fields] AND "protective"[All Fields]) OR "protective gloves"[All Fields] OR "gloves"[All Fields])
Deze search leverde 0 hits op.

Hoofdstuk 3

Behandeling callus, ragaden en clavus
Zoektermen:
("diabetic foot"[MeSH Terms] OR ("diabetic"[All Fields] AND "foot"[All Fields]) OR "diabetic foot"[All Fields]) AND (("callosities"[MeSH Terms] OR "callosities"[All Fields] OR "callus"[All Fields] OR "bony callus"[MeSH Terms] OR ("bony"[All Fields] AND "callus"[All Fields]) OR "bony callus"[All Fields]) AND removal[All Fields]) AND ("podiatry"[MeSH Terms] OR "podiatry"[All Fields])
De search leverde 1 hit op, het artikel van Pitei et al. (1999). Dit artikel was helaas niet full-tekst verkrijgbaar.

Diabetes mellitus afsluiting behandeling
Voor het beantwoorden van deze vraag zijn twee searches uitgevoerd: een algemene search en search gericht op xeriosis.
Algemene search: 'diabetic foot' AND 'skin care'.
Search gericht op xerosis: ("diabetic foot"[MeSH Terms] OR ("diabetic"[All Fields] AND "foot"[All Fields]) OR "diabetic foot"[All Fields]) AND (("foot"[MeSH Terms] OR "foot"[All Fields]) AND care[All Fields]) AND xerosis[All Fields])
De search leverde in totaal 690 artikelen op. Na beoordeling van titel en abstract op relevantie bleven 3 artikelen over;1 artikel was niet full-tekst beschikbaar (Palovskova, 2013).

Diabetes mellitus en lasertechniek en photodynamic antimicrobial chemotherapy (PACT)
Zoektermen:
("diabetic foot"[MeSH Terms] OR ("diabetic"[All Fields] AND "foot"[All Fields]) OR "diabetic foot"[All Fields]) AND (("onychomycosis"[MeSH Terms] OR "onychomycosis"[All Fields]) AND ("lasers"[MeSH Terms] OR "lasers"[All Fields] OR "laser"[All Fields]) AND ("therapy"[Subheading] OR "therapy"[All Fields] OR "treatment"[All Fields] OR "therapeutics"[MeSH Terms] OR "therapeutics"[All Fields])
Deze search leverde 0 hits op.

Diabetes mellitus en huidbeschadiging voeten door gebruik zalf
Zoektermen:
("diabetic foot"[MeSH Terms] OR ("diabetic"[All Fields] AND "foot"[All Fields]) OR "diabetic foot"[All Fields]) AND (("skin"[MeSH Terms] OR "skin"[All Fields]) AND ("therapy"[Subheading] OR "therapy"[All Fields] OR "therapeutics"[MeSH Terms] OR "therapeutics"[All Fields])) AND ("salicylic acid"[MeSH Terms] OR ("salicylic"[All Fields] AND "acid"[All Fields]) OR "salicylic acid"[All Fields])
De search leverde 1 hit op, Jacobs et al. (2008). Deze studie was op basis van titel en abstract niet relevant voor het beantwoorden van de uitgangsvraag.

Hoofdstuk 4

Nagelregulatie
Zoektermen:
'Diabetic Foot'[All Fields] AND 'Nail regulation'[All Fields] AND 'Ingrowing toenail'[All Fields])
Deze search leverde 0 hits op.

Reumatische voet

Hoofdstuk 3

Behandeling callus, ragaden en clavus
Zoektermen:
'Reumatoid Artritis'[All Fields] AND 'Callus removal'[All Fields] AND 'Podiatry'[All Fields]
Deze search leverde 0 hits op.

Lasertechniek en photodynamic antimicrobial chemotherapy (PACT)
Zoektermen:
Reumatoid Artritis'[All Fields] AND 'Onychomycosis'[All Fields] AND 'Laser treatment'[All Fields]
Beide 0 hits.

Huidbehandeling
Zoektermen:
("arthritis, rheumatoid"[MeSH Terms] OR ("arthritis"[All Fields] AND "rheumatoid"[All Fields]) OR "rheumatoid arthritis"[All Fields] OR ("rheumatoid"[All Fields] AND "arthritis"[All Fields])) AND ("skin care"[MeSH Terms] OR ("skin"[All Fields] AND "care"[All

Fields]) OR "skin care"[All Fields]) AND (rheumatoid[All Fields] AND ("foot"[MeSH Terms] OR "foot"[All Fields])
14 hits, geen van alle bruikbaar.

Huidbeschadiging voeten door gebruik zalf
Zoektermen:
("arthritis, rheumatoid"[MeSH Terms] OR ("arthritis"[All Fields] AND "rheumatoid"[All Fields]) OR "rheumatoid arthritis"[All Fields] OR ("rheumatoid"[All Fields] AND "arthritis"[All Fields])) AND (("skin"[MeSH Terms] OR "skin"[All Fields]) AND ("therapy"[Subheading] OR "therapy"[All Fields] OR "therapeutics"[MeSH Terms] OR "therapeutics"[All Fields])) AND ("salicylic acid"[MeSH Terms] OR ("salicylic"[All Fields] AND "acid"[All Fields]) OR "salicylic acid"[All Fields])
4 hits, alle vóór 1981 → niet bruikbaar.

Effect van sokken op ulcuspreventie
Zoektermen:
'Reumatoid Artritis'[All Fields] AND 'Hosiery'[All Fields] AND 'Prevention of ulceration'[All Fields'Reumatoid Artritis'[All Fields] AND 'Hosiery'[All Fields] AND 'Prevention of ulceration'[All Fields])
Deze search leverde 0 hits op.

Geschikte materialen voor confectieschoenen
Zoektermen:
'Reumatoid Artritis'[All Fields] AND 'Materials'[All Fields] AND 'daily shoewear'[All Fields]
Deze search leverde 0 hits op.

Hoofdstuk 4

Nagelregulatie
Zoektermen:
'Reumatoid Artritis'[All Fields] AND 'Nail regulation'[All Fields] AND 'Ingrowing toenail'[All Fields]
Deze search leverde 0 hits op.

Begrippenlijst

A

abces	een hoeveelheid pus (etter) in een niet eerder bestaande holte. Abcessen zijn vrijwel altijd het gevolg van een bacteriële infectie. De bacteriën scheiden toxinen af en veroorzaken het afsterven van cellen ter plaatse en een ontstekingsreactie die afweercellen aantrekt, die ten dele ook weer doodgaan. Hierdoor ontstaat een holte in het weefsel, gevuld met etter. Etter bestaat uit vervloeide dode weefselcellen, levende en dode bacteriën en dode witte bloedcellen.
absolute contra-indicatie	hiervan is sprake als de omstandigheden van dusdanige aard zijn dat de behandeling beslist niet mag worden toegepast (gelijk aan 'absoluut belastend risico')
absoluut belastend risico	Zie: 'absolute contra-indicatie'
ACR	American College of Rheumatology
advisering	raadgeving
anamnese	vraaggesprek over de ziektegeschiedenis van de cliënt
antidruktechniek	het tijdelijk ontlasten van een pijnlijke drukplek aan de voet met behulp van bijvoorbeeld vilt, siliconen enzovoort. De keuze van het materiaal is onder andere afhankelijk van de toestand van de huid en de doelstellingen.
artrodese	het operatief vastzetten van een gewricht
aseptisch	niet veroorzaakt door micro-organismen
auto-immuunziekte	ziekte ten gevolge van vorming van antistoffen gericht tegen eigen lichaamscellen
axiaal	gewrichten van de wervelkolom

B

bacterie	eencellig, kernloos micro-organisme (microbe) dat overal aanwezig is en zich met grote snelheid kan vermenigvuldigen. Bacteriën kunnen ziekmakend zijn. Te onderscheiden naar vorm: bolvormig (kokken), staafvormig (bacillen/staafjes), spiraalvormig (spirillen), kurkentrekkervormig (spirocheten).
behandelinterval	periode tussen twee opeenvolgende behandelingen
belastend risico	omstandigheden die een reden vormen om een behandeling of onderzoek niet uit te voeren/voort te zetten De handeling moet dan worden ontraden of kan plaatsvinden na verwijzing door de behandelend arts (gelijk aan 'contra-indicatie')
belastende factor	Zie: 'belastend risico'
BSE	waarde in het bloed (bezinkingssnelheid) die kan wijzen op een ontsteking

C

callus	eelt
chronisch	langzaam, slepend verloop (langdurend)

classificatie	indeling in klassen of rubrieken; rangschikking van onder meer tumoren, micro-organismen en ulcera
clavus	likdoorn
complicatie	bijkomende ziekte, verergering
contra-indicatie	Zie: 'belastend risico'
corticosteroïd	bijnierschorshormoon
cortisol	bijnierschorshormoon dat onder andere een stijging van de bloedsuikerspiegel kan veroorzaken
crepitatie	knarsend geluid
D	
deficiëntie	gebrek, tekort (aan een bepaalde stof of van een bepaalde functie)
deformatie	misvorming
diabetische voet (DV)	de verscheidenheid aan voetafwijkingen die ontstaat ten gevolge van verlies protectieve sensibiliteit, macroangiopathie, limited joint mobility en andere gevolgen van metabole stoornissen, die meestal in combinatie voorkomen bij patiënten met DM (zie *Richtlijn Diabetische voet*, NIV, 2006)
diabetisch voetenteam	aan een ziekenhuis gebonden team van specialisten op het gebied van diabetes; kan bijvoorbeeld bestaan uit een internist, chirurg, neuroloog, revalidatiearts, podotherapeut, medisch pedicure, diabetesverpleegkundige, orthopedisch schoenmaker en/of gipsverbandmeester
DIP	distaal interfalangeaal gewricht
desinfectans	ziektekiemdodend middel/ontsmettingsmiddel Stof die door de chemische structuur in staat is micro-organismen op of in materiaal c.q. levend weefsel te doden onder in de praktijk aanvaardbare omstandigheden (dus zonder schade aan te richten).
detectie	opsporen
diabetes mellitus	een stofwisselingsziekte ten gevolge van te weinig of geen aanmaak van insuline en/of resistentie in het lichaam voor insuline
diabetessymptomen	ziekteverschijnselen ten gevolge van diabetes mellitus
diagnose	vaststelling van een ziekte of aandoening door geneeskundig onderzoek. In een formele context is diagnostiek voorbehouden aan mensen die zich beroepsmatig met gezondheidszorg bezighouden. De term diagnose wordt echter ook buiten de geneeskunde gebruikt voor processen van onderzoek waaraan conclusies moeten worden verbonden. Vanuit dit gegeven stelt de medisch pedicure haar werkdiagnose.
diagnostiek	de kunst om een diagnose te stellen
discipline	vakwetenschap, vakgebied
drukregulering	zijn 'offloading'; synoniem aan 'drukverlaging'; gebruik van begrip drukregulering verdient de voorkeur boven drukverlaging

drukverlaging	zie: 'offloading'; synoniem aan het woord 'drukverdeling'; gebruik van begrip drukregulering verdient de voorkeur boven drukverlaging

E

epitheel	bovenste laag van huid (epidermis) en slijmvliezen: het uit cellen (in één of meer lagen gerangschikt) bestaand weefsel dat de uitwendige oppervlakte van het lichaam en vele lichaamsholten bedekt Er zijn veel verschillende vormen van epitheelcellen: cilinder-, kubisch-, overgangs-, plaveisel- of plaat- en trilhaarepitheel.
ergotherapeut	een paramedicus die helpt bij het zo goed mogelijk functioneren in het dagelijks leven Met het achteruitgaan van de spierkracht door bijvoorbeeld een reumatische aandoening worden dagelijkse bezigheden steeds moeilijker.
exsudaat	het uit haarvaten tredende vocht bij een ontsteking
extremiteit	ledemaat

F

fissuur en ragade	oppervlakkige verbreking van de continuïteit van de epidermis (opperhuid), waarbij de kloofvorming soms tot in het stratum basale (diepste laag van de opperhuid) kan doorlopen Bij meerdere kleine barstjes in de huid heeft de huid het aspect van craquelé. Craquelé is een karakteristiek voorbeeld van een droge huid.
fungicide	schimmeldodend
fysiologische zoutoplossing	oplossing van 0,9% keukenzout in gedestilleerd water (overeenkomstig de osmotische waarde in lichaamsvocht)

G

gangreen	versterf (= necrose = rotting) van weefsel of lichaamsdelen door onvoldoende of afgesloten bloedsomloop in het betreffende lichaamsdeel. Onvoldoende bloedtoevoer leidt tot onvoldoende toevoer van zuurstof en voedingsstoffen. Hierdoor kan het weefsel niet voortbestaan en zal het langzaam afsterven.

H

HbA1c	een versuikerd eiwit in het bloed dat een aanduiding is voor de gemiddelde glucosewaarde in het bloed gedurende de laatste zes tot acht weken
heveling	het optillen van de nagel uit de nagelwal met bijvoorbeeld een stalen beugeltje om zo een correctie van de nagel te krijgen
huidlaesie	verwonding, beschadiging, letsel van de huid
hydrofiel	gemakkelijk vochtopnemend, bijvoorbeeld van gaas of watten; goed oplosbaar in water

I

IL1-remmer	interleukine-1-remmer
immuniteit	het in een bepaalde mate beschermd zijn van het organisme tegen invloeden van buiten, in engere zin onvatbaarheid voor bepaalde ziekten of vergiften

immunologie	wetenschap betreffende de immuniteit
indolent	geen teken van genezing; ongevoelig voor pijn; geen pijn veroorzakend
infectie	het zich na besmetting handhaven en vermenigvuldigen van ziekte-verwekkende micro-organismen (parasieten, schimmels, bacteriën of virussen)
infiltraat	lokale ontsteking met afzetting van vocht in de directe omgeving
inlays	inlegzolen
intradisciplinair	binnen de eigen discipline
interdisciplinair	meerdere behandelaars/disciplines zijn betrokken en werken daadwer-kelijk samen rond dezelfde patiënt
K	
ketenzorg	samenwerkingsverband van verschillende behandelende disciplines rond een persoon met een bepaalde ziekte. Ketenzorg moet gelezen worden als 'zorg- en/of ketenzorg'.
kloof	diepe fissuur, waarbij in de kloof een wond kan ontstaan
L	
LJM	limited joint mobility; beperkte gewrichtsbeweeglijkheid
lokaal	plaatselijk
M	
maligne	kwaadaardig, gevaarlijk, bijvoorbeeld van ziekten die dodelijk verlopen of van gezwellen die voortwoekeren
maligniteit	kwaadaardigheid, kwaadaardige of prognostisch ongunstige aandoe-ning
mammografie	röntgenfoto van de (vrouwen)borst
MCP	metacarpofalangeaal gewricht (middenhandsgewricht)
mechanische stress van de huid	verhoogde druk en/of wrijving op de voethuid
metabolisch	verandering (synoniem voor metamorfose)/stofwisseling; de gezamen-lijke chemische veranderingen in het organisme om dit op te bouwen en te handhaven
micro-organismen	kleinst levende wezens; meestal synoniem voor bacteriën, schimmels of virussen
monofilament	meetinstrument voor het vaststellen van oppervlakkig gevoel (toege-past bij een risicovoet) Het bestaat uit een soepele nylondraad gemonteerd op een houder. Dikte van deze draad is 5,07 en buigt bij een kracht van 10 gram.
MTP-1-gewricht	eerste metatarsofalangeale gewricht
multidisciplinair	meerdere behandelaars/disciplines zijn betrokken

N	
nagelregulatie	het verbeteren en begeleiden van de nagelvorm door middel van heveling teneinde correctie te verkrijgen
nagelreparatie	het verbeteren en herstellen van de nagelplaat door middel van nagel-reparatiematerialen met als doel een blijvend herstel
necrose	weefselversterf, niet gepaard gaande met rotting (zoals bij gangreen) Het versterf kan worden veroorzaakt door schadelijke invloeden van buitenaf, belemmering van bloedtoevoer naar de weefsels.
neurovasculair	met betrekking tot het zenuw- en bloedvatenstelsel
neurovasculaire clavus	likdoorn die zich gehecht heeft aan een bloedvat en op een zenuw drukt

O	
obesitas	vetzucht
offloading	tijdelijk ontlasten van (gedeelten) van de voet en/of tenen bij ver-hoogde druk; ook wel bekend als antidruk
ontsteking	de plaatselijke reactie van een weefsel op een schadelijke prikkel. De prikkel kan zijn van fysische, chemische en immunologische aard of ontstaan door micro-organismen (bacteriën, schimmels, virussen, para-sieten en dergelijke). Het ontstekingsproces bestaat hoofdzakelijk uit celbeschadiging, vaat-verwijding, oedeem- en exsudaatvorming, infiltratie van leukocyten, alsmede chemische veranderingen. Als waarneembare verschijnselen van ontstekingen gelden: calor/ warmte – dolor/pijn – rubor/roodheid – tumor/zwelling en functio laesa/ gestoorde functie.
onychomycose.	schimmelinfectie van de nagel, meestal veroorzaakt door Trichophyton quorum De nagel wordt geel, dof, hobbelig en verdikt; het nageleinde raakt los van het nagelbed, totdat de nagel afbrokkelt.
oraal	de mond betreffende of daartoe behorende; in de richting van de mond
orthese	hulpmiddel om teenstand te corrigeren of pijnpunten te ontlasten; gemaakt van siliconenmateriaal
orthesiologie	techniek waarbij men met siliconenmateriaal pijnpunten aan de voet en aan de tenen kan ontlasten en de teenstand kan corrigeren
orthonyxie	letterlijk: 'rechte nagel'. De term wordt gebruikt voor nagel-regulatie/-correctie

P	
palperen/palpatie	met de hand of handen betasten van een patiënt als onderdeel van geneeskundig onderzoek
parasiet	een dierlijk of plantaardig organisme dat zich voedt ten koste van een ander organisme (de zogenoemde gastheer), waarop het een schade-lijke werking uitoefent
paronychia	omloop, ontsteking van de nagelwal

pathologie	kennis der ziekten
pathologisch	ziekelijk, afwijkend
perifeer	aan de buitenzijde van het lichaam, bijvoorbeeld aan handen en voeten
perifeer arterieel vaatlijden (PAV)	dichtslibben van de slagaderen (atherosclerose) of het ontstaan van vettige ophopingen (plaques)
PIP	proximaal interfalangeaal gewricht
plantair	onderzijde, de voetzool
plasma	bloed zonder bloedcellen en stollingseiwitten
povidone jodium	jodiumhoudend desinfectans
Prayers sign	een aanwijzing voor limited joint mobility; de onderarmen en de handen moeten een hoek van 90 graden kunnen maken zonder dat er openingen tussen de vingers verschijnen; hoe meer openingen tussen de gewrichten, hoe ernstiger de LJM
Prayers test	test die een aanwijzing geeft voor het al of niet bestaan van limited joint mobility Houd wel rekening met eerder gebroken vingers, reuma, dupuytren-contractuur, waardoor de vingers reeds krom staan!
preventie	voorkoming (van ziekte), bedoeld om erger te voorkomen
prognose van de ziekte	voorspelling omtrent het verdere verloop van een ziekte
protectieve sensibiliteit	de bescherming gevende gevoeligheid van de huid
pseudo unguis incarnatus	nagel die schijnbaar in de huid is ingegroeid, maar niet daadwerkelijk is ingegroeid
R	
radiale deviatie	afwijkende stand van het spaakbeen
ragade	kloofvorming met ontsteking van de huid
risicofactor	omstandigheid die de kans op ziekte of complicatie vergroot
RVG-nummer	register verpakte geneesmiddelennummer
risicovoet	Een risicovoet is een voet die ten gevolge van – een onderliggende aandoening/ziekte; – wondgenezingsproblematiek; – bloedstollingsstoornis; – verstoorde immuniteit een risico heeft op gevoelsstoornissen en/of complicaties van de huid, nagels en stand van de voeten.
risicoprofiel	geeft de aanwezige risicofactoren bij een persoon aan
Rydel-Seiffer-stemvork	een type stemvork waarmee metingen worden verricht ten aanzien van het diepe gevoel De Rydel-Seiffer-stemvork heeft een schaalverdeling van 0-8. Indien de patiënt de trillingen blijft voelen, stijgt de waarde van 0 tot maximaal 8.

S

sacro-iliitis	ontsteking van het SI-gewricht
schimmel	een netwerk van draadvormige cellen – mycosen – die een infectie kunnen veroorzaken en die kunnen worden verdeeld in dermato-mycosen (beperkt tot huid, haren, nagels en aangrenzende slijmvliezen) en algemene mycosen, waarbij ook andere organen zijn aangetast
screening	onderzoek waarbij volgens protocol wordt gelet op de toestand van de voeten en enkels van de persoon met DM zonder dat er klachten zijn Dit omvat de huid- en nagelconditie, beweeglijkheid van de gewrichten, vasculair en neurologisch onderzoek van de voet en enkel.
secundair	vervolgens, ten tweede, als gevolg van
septisch	veroorzaakt door micro-organismen
Sims classificatie	risico-inventarisatie waarbij het risico op een ulcus wordt vertaald naar een klasse lopend van 0 (geen verhoogd risico) naar 3 (een zeer hoog risico op ulceratie) De indeling is een leidraad voor de controlefrequentie van de voeten van personen met DM.
stress van de huid	overbelasting van de huid
stressoren	stressverwekkende prikkels
subunguaal hematoom	bloeduitstorting onder de nagelplaat
sulcus	plooi
symptomen	ziekteverschijnselen

T

therapietrouw	opvolgen van adviezen
TNF-remmer	tumornecrosefactorremmer
toxisch	giftig
Trichophyton	benaming van een bepaalde schimmelsoort
tumor	zwelling, een van de kenmerkende verschijnselen van ontsteking; zwelling in de vorm van een gezwel

U

ulcus	weefseldefect van de epidermis (opperhuid) en dermis (lederhuid) met geen of nauwelijks neiging tot genezing (zweer); bij genezing treedt littekenvorming op
ulnaire deviatie	afwijkende stand van de ellepijp
unguis incarnatus	in de huid ingegroeide nagel

V

vasculair	met betrekking tot de bloedvaten
vasculitis	een ontsteking van de wanden van de kleine bloedvaten

verlies protectieve sensibiliteit (neuropathie)	zenuwaandoening, algemene term voor niet-ontstekingsachtige aandoeningen van het zenuwstelsel veroorzaakt door mechanische, metabole, toxische, vasculaire of deficiëntieprocessen
verruca	wrat, plaatselijke verdikking van de opperhuid met vorming van papillen, ten gevolge van een virale infectie
virus	smetstof, letterlijk: 'vergif', kleinste infectieuze deeltje bij mensen, dieren, planten en bacteriën
visueel	betrekking hebbend op het zien
voetonderzoek	het nader bekijken en onderzoeken van de voet op huid- en nagelafwijkingen, vasculaire, orthopedische en neurologische afwijkingen
voorlichting	informatie over zaken van belang/onderricht
W	
wondbehandeling	het verzorgen en behandelen van een wond(je) met speciaal daarvoor voorgeschreven medicamenten en/of zalven en verbandmiddelen
wondverzorging	het reinigen, desinfecteren en afdekken van een wond(je) (volgens de Code van het Voetverzorgingsbedrijf) in afwachting van behandeling door een arts

Literatuur

1. Anichini R, Zecchini F, Cerretini I, Meucci G, Fusilli D, Alviggi L, et al. Improvement of diabetic foot care after the Implementation of the International Consensus on the Diabetic Foot (ICDF): results of a 5–year prospective study. Diabetes Res Clin Pract. 2007;75(2):153–8.
2. Apelqvist J, Bakker K, Houtum WA van, Nabuurs-Franssen MH, Schaper MC. International consensus and practical guidelines on the management and the prevention of the diabetic foot. International Working Group on the Diabetic Foot. Diabetes Metab Res Rev. 2000 Sep-Oct;16 Suppl 1:S84–92.
3. Armstrong DG, Lavery LA, Harkless LB. Validation of a diabetic wound classification system. The contribution of depth, infection, and ischemia to risk of amputation. Diabetes Care. 1998;21 (5): 855–9.
4. Arts MLJ, Waaijman M, Haart M de, Keukenkamp R, Nollet F, Bus SA. Offloading effect of therapeutic footwear in patients with diabetic neuropathy at high risk for plantar foot ulceration. Amsterdam: Department of Rehabilitation, Academic Medical Center, University of Amsterdam.
5. Banchellini E, Macchiarini S, Dini V, Rizzo L, Tedeschi A, Scatena A, Goretti C, Campi F, Romanelli M, Piaggesi A. PMID:18492675 [PubMed - indexed for MEDLINE]
6. Bell RA, Arcury TA, Snively BM, Smith SL, Stafford JM, Dohanish R, et al. Diabetes foot self-care practices in a rural triethnic population. Diabetes Educ. 2005;31(1):75–83.
7. Beroepscompetentieprofiel medisch pedicure. Zoetermeer: Hoofdbedrijfschap Ambachten; 2006.
8. Blackwell B, Aldridge R, Jacob S., A comparison of plantar pressure in patients with diabetic foot ulcers using different hosiery. Int J Low Extrem Wounds. 2002;1(3):174–8.
9. Bowen CJ, Burridge J, Arden NK. Podiatry interventions in the rheumatoid foot. British Journal of Podiatry 2005; 8(3): 76–82.
10. Bus SA, Valk GD, Deursen RW van, Armstrong DG, Caravaggi C, Hlavacek P, et al. The effectiveness of footwear and offloading interventions to prevent and heal foot ulcers and reduce plantar pressure in diabetes: a systematic review. Diabetes Metab Res Rev. 2008 May-Jun;24 Suppl 1:S162–80.
11. Close TJ. The role of povidone-iodine in podiatric chronic wound care. J Wound Care. 2001;10(8):339–42.
12. Code van het voetverzorgingsbedrijf. Zoetermeer: Hoofdbedrijfschap Ambachten; 2008.
13. Corbett CF. A randomized pilot study of improving foot care in home health patients with diabetes. Diabetes Educ. 2003;29(2):273–82.
14. Couwenbergh T. Regulier Medische Basiskennis in de Pathologie. In: Syllabus Hogeschool voor Natuurgeneeswijzen Arnhem. Arnhem: HVNA; 2005.
15. Davys HJ, Turner DE, Helliwell PS, Conaghan PG, Emery P, Woodburn J. Debridement of plantar callosities in rheumatoid arthritis: a randomized controlled trial. Rheumatology (Oxford). 2005 Feb;44(2):207–10.
16. Day MR, Fish SE, Day RD. The use and abuse of wound care materials in the treatment of diabetic ulcerations. Clinics in Podiatric Med and Surgery. 1998;15(1):139–50.
17. Egan M, Brosseau L, Farmer M, Ouimet M, Rees S, Tugwell P, et al.Splints and orthosis for treating rheumatoid arthritis. The Cochrane Database of Systematic Reviews 2001, Issue 4. Art. No.: CD004018.
18. Espensen EH, Nixon BP, Armstrong DG. Chemical matrixectomy for ingrown toenails: Is there an evidence basis to guide therapy? J Am Podiatr Med Assoc. 2002;92(5):287–95.
19. Farndon L, Henderson M, Wright V. Conflict to consensus: development of a regional risk assessment tool. Diabetic Foot. 2001;4(1):35-6,38,40.
20. Farrow SJ, Kingsley GH, Scott DL. Interventions for foot disease in rheumatoid arthritis: a systematic review. Arthritis Rheum 2005;53:593–602.
21. Garrow AP, Schie CH van, Boulton AJ. Efficacy of multilayered hosiery in reducing in-shoe plantar foot pressure in high-risk patients with diabetes. Diabetes Care. 2005 Aug;28(8):2001–6.
22. Giacalone VF.Treating toenail fungus. Diabetes Self Management. 2001;18(6):103-4,106.
23. Hampton S. Caring for the diabetic patiënt with a foot ulcer. Br J Nurs. 2006;15(15):S22–7.
24. Houghton VJ, Bower VM, Chant DC. Is an increase in skin temperature predictive of neuropathic foot ulceration in people with diabetes? A systematic review and meta-analysis Houghton et al. Journal of Foot and Ankle Research 2013, 6: 31. ▶ http://www.jfootankleres.com/content/6/1/31.
25. IMKO. Pedicure en diabetes. Gouda: IMKO opleidingen; 2003.
26. International Working Group on the Diabetic Foot/Consultative Section of IDF (2011). International Consensus on the Diabetic Foot; 2011.
27. Jacobs JW, Rasker JJ, Bijlsma JW. Classificatie van fibromyalgie: de criteria van het American College of Rheumatology. Ned Tijdschr Geneeskd 1992;136:9–12.
28. Korda J, Bálint GP. When to consult the podiatrist. Best Pract Res Clin Rheumatol. 2004 Aug;18(4):587–611.

29. Lavery LA, Higgins KR, Lanctot DR, Constantinides GP, Zamorano RG, Athanasiou KA, et al. Preventing diabetic foot ulcer recurrence in high-risk patients: use of temperature monitoring as a self-assessment tool. Diabetes Care. 2007;30(1):14–20.

30. Landelijke Eerstelijns Samenwerkingsafspraak (LESA). Diabetes mellitus type 2, ▶ https://www.nhg.org/themas/publicaties/lesa-diabetes-mellitus

31. Meer J van der, Stehouwer CDA (red.). Interne geneeskunde. Houten: Bohn Stafleu van Loghum; 2005.

32. Meijer JW, Smit AJ, Lefrandt JD, Hoeven JH van der, Hoogenberg K, Links TP. Back to basics in diagnosing diabetic polyneuropathy with the tuning fork! Diabetes Care. 2005;28(9):2201–5.

33. Menz HB1, Lord SR. The contribution of foot problems to mobility impairment and falls in community-dwelling older people. J Am Geriatr Soc. 2001 Dec;49(12):1651–6.

34. Merck Manual Medisch handboek. 2005. Houten: Bohn Stafleu van Loghum.

35. Neijens AMJ, Wittenberg A.Pedicures in de ketenzorg. Deventer: Carinova Thuiszorg; 2005.

36. NHG-Standaard. Diabetes mellitus type 2 (derde herziening). ▶ https://www.nhg.org/nhg-standaarden.

37. NIV. Richtlijn Diabetische voet. Utrecht: NIV; 2006.

38. NVR/NVKNF. Richtlijn Polyneuropathie. Alphen aan den Rijn: Van Zuiden Communications; 2005.

39. NVR. RichtlijnDiagnostiek en behandeling van reumatoïde artritis. Alphen aan den Rijn: Van Zuiden Communications; 2009.

40. NVvP/ProVoet. Zorgmodule Preventie Diabetische Voetulcera; 2014.

41. O'Meara S, Cullum N, Majid M, Sheldon T. Systematic reviews of wound care management: (3) antimicrobial agents for chronic wounds;(4) diabetic foot ulceration. Health Technol Assess. 2000;4(21):1–237.

42. Ogrin R. Current thoughts on the use of povidone-iodine (BETADINE) in wounds: acute and chronic. Australasian J of Podiatric Medicine. 2002;36(1):13–9.

43. Peters EJ, Lavery LA, Armstrong DG. Diabetic lower extremity infection: influence of physical, psychological, and social factors. J Diabetes Complications. 2005;19(2):107–12.

44. Pinzur MS, Slovenkai MP, Trepman E, Shields NN; Diabetes Committee of American Orthopaedic Foot and Ankle Society. Guidelines for diabetic foot care: recommendations endorsed by the Diabetes Committee of the American Orthopaedic Foot and Ankle Society. Foot Ankle Int. 2005 Jan;26(1):113–9.

45. Pitei DL1, Foster A, Edmonds M. The effect of regular callus removal on foot pressures. J Foot Ankle Surg. 1999 Jul-Aug;38(4):251–5.

46. Putten M van. Voeten en diabetes. Arnhem: Fundament; 2002.

47. Robbins JM. Treatment of onychomycosis in the diabetic patiënt population. J Diabetes Complications. 2003;17(2):98–104.

48. Robinson A, Evans A. Podiatric wound management: an expansion of the Australian Podiatric Guidelines for Diabetes wound care principles. Australasian J of Podiatric Med. 1998;32(4):125–30.

49. Rothman-Harmsen HA. Nagelregulatie. Daarle: Les Pieds; 2007.

50. Rothman-Harmsen HA. Het grote ABC Voetenboek. Daarle: Les Pieds; 2007.

51. Rothman-Harmsen HA.Voetverzorging bij diabetici. Daarle: Les Pieds; 2007.

52. Rutten GEHM, Grauw WJC de, Nijpels G, Goudswaard AN, Uitewaal PJM, Does FEE van der, et al. NHG-Standaard Diabetes mellitus type 2. Huisarts Wet. 2006;49(3):137–52.

53. Rutten GEHM, De Grauw WJC, Nijpels G, Houweling ST, Van de Laar FA, Bilo HJ, Holleman F, Burgers JS, Wiersma Tj, Janssen PGH. NHG-Standaard. Diabetes mellitus type 2 (derde herziening. Huisarts Wet 2013;56 (10):512–525.

54. Schie CHM van. A Review of the Biomechanics of the Diabetic Foot. International Journal of Lower Extremity Wounds 2005 4:160.

55. Schie CH van. Neuropathy: mobility and quality of life. Diabetes Metab Res Rev. 2008 May-Jun;24Suppl 1: S45-51.

56. Shin JB, Seong YJ, Lee HJ, Kim SH, Park JR. Foot screening technique in a diabetic population. J Korean Med Sci. 2000;15(1):78–82.

57. Slater RA, Hershkowitz I, Ramot Y, Buchs A, Rapoport MJ. Reduction of digital plantar pressure by debridement and silicone orthosis. Diabetes Res Clin Pract. 2006;74(3):263–6.

58. Spencer S. Pressure relieving interventions for preventing and treating diabetic foot ulcers. Cochrane Database Syst Rev. 2000;(3). CD002302, DOI: ▶ 10.1002/14651858.

59. Springett K, White RJ. Foot care. Skin changes in the 'at risk' foot and their treatment. British Journal of Community Nursing. 2002 Dec:25–32.

60. Stavrides D, Landorf K. Common dermatological conditions associated with diabetes mellitus: diabetic dermopathy and necrobiosis lipoidica diabeticorum. Australasian J of Podiatric Med. 1998;32(2):67–72.

61. Thompson L, Nester C, Stuart L, Wiles P. Interclinician variation in diabetes foot assessment-a national lottery? Diabet Med. 2005;22(2):196–9.
62. Valk GD, Kriegsman DM, Assendelft WJ. Patiënt education for preventing diabetic foot ulceration. Cochrane Database Syst Rev. 2005;(1). CD001488.
63. Vogelgesang, S. Nonoperative management of the rheumatoid foot. Joint protection and use of orthoses are trusty standards of foot care. The Journal of Musculoskeletal Medicine, 2006 23(6):421.
64. Watkins PJ. The diabetic foot. BMJ 2003;326(7396):977-9. Rheumatology, a clinical overview.
65. Whisler RL, Gray LS, Hackshaw KV. Rheumatology, a clinical overview. Clin Podiatr Med Surg. 2002 Jan; 19(1):149–61.
66. Williams AE, Bowden AP. Meeting the challenge for foot health in rheumatic diseases. The Foot Volume 14(3):154–158.
67. Wolfe F, Smythe HA, Yunus MB, Bennett RM, Bombardier C, Goldenberg DL, et al.The American College of Rheumatology 1990 criteria for the classification of fibromyalgia. Report of the multicenter criteria committee. Arthritis Rheum 1990;33:160–72.
68. Woodburn J, Stableford Z, Helliwell PS. Preliminary investigation of debridement of plantar callosities in rheumatoid arthritis Rheumatology (Oxford). 2000 Jun;39(6):652–4.
69. Zorgmodule Preventie Diabetische Voetulcera, NVvP in samenwerking met ProVoet, 2014. Hilversum: NVvp.

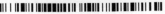

Printed in the United States
By Bookmasters